내 인생 마지막
다이어트

이메일 vegabooks@naver.com **홈페이지** www.vegabooks.co.kr
블로그 http://blog.naver.com/vegabooks
인스타그램 @vegabooks **페이스북** @VegaBooksCo

내 인생 마지막

다이어트

김재환 지음

베가북스
VegaBooks

이 방법밖엔 없습니다

나는 트레이너다.

운동에 누구보다 자신 있었고, 운동을 통해 사람들의 모습을 얼마든 바꿀 수 있다고 생각했다. 그러나 이 확신은 오래가지 못했다. 이유는 단순하다. 운동만으로는 살을 빼지 못하기 때문이다. 정확히 말하면, 운동만으로는 '건강하게' 살을 빼지 못하기 때문이다.

생각과 마음을 바꾸지 않으면 결코 성공적인 다이어트를 할 수 없다. 여기, 운동만큼 중요한 것들이 있다. 아니, 어쩌면 운동보다 더 중요한 것들이 있다. 이제는 많은 독자 여러분에게 자신 있게 말할 수 있다.

"이 방법밖엔 없습니다."

이 답을 구하는 데까지 정확히 20년이 걸렸다. 6만여 명의 회원이 이를 증명해주었고, 나는 그에 대한 보답으로 '다이어트 최종 보고서'를 선물하고자 한다. 다이어트의 성공을 넘어 여러분이 진정으로 건강하고 행복하길 바란다.

이제, 이 책과 그 시작을 함께하자.

2023년 여름
김재환 올림

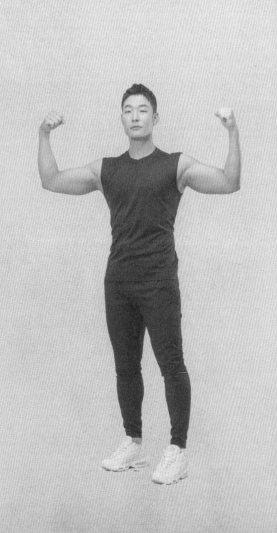

목차

2단계

정보: 살을 내주고 뼈를 취하라

3단계

실천: 당신은 생각보다 다이어트에 강하다

4단계

습관: 다이어트, 드디어 웃다

5단계

유지: '끝'이 아닌 '끈'

≪ 다이어트 능력 고사 : 읽은 후 ≫

다이어트 능력 고사

≪ 내 인생 마지막 다이어트 ≫

성명		점수	

❖ 독자 여러분께 알립니다.

같은 문제지가 맨 마지막 페이지에 한 번 더 들어가 있습니다. 이 책을 '읽기 전'과 '읽은 후'를 비교하기 위함인데요. 지금 여기, 첫 문제지에서는 점수에 너무 신경 쓰지 말고 솔직하고 시원하게 풀어보기로 해요!

Q1. 다이어트 성공을 위한 방법으로 올바르지 않은 것을 고르시오.

① 사회적 통념으로부터의 자유

② 단순한 개념으로 접근

③ 관심, 능력, 의지를 강화

④ 나만의 다이어트 순서를 확인

Q2. 건강의 3요소로 올바르지 않은 것을 고르시오.

① 운동

② 영양

③ 휴식

④ 수분

Q3. '다이어트에 성공하려는 사람'이 되기 위해 노력해야 할 것을 모두 고르시오.

① 2년간 넘어지고 부서질 준비를 해야 한다

② 고통과 시련을 겸허히 받아들여야 한다

③ 좋다는 것에 속지 말고 합리적인 사고를 길러야 한다

④ 나의 불완전함을 인정해야 한다

Q4. 메타인지의 설명으로 올바른 것을 고르시오.

① 자신이 어떤 일을 하고 싶어 하거나 관심을 갖는 것

② 사물을 체계적으로 분류하고 종합한 것

③ 사물의 이치나 지식 따위를 해명하는 것

④ 자신의 생각에 대해 판단하는 능력

Q5. 활짝 핀 연꽃 모양으로 아이디어를 다양하게 발상해 나가는 데 도움을 주는 사고 기법이다. '연꽃만개법' 또는 'MY 기법'이라 불리는 이것은 무엇인가?

① 연상법

② 멘털 디자인

③ 만다라트

④ 포스트잇 발상법

Q6. 다이어트를 시도하는 사람들 중 성공하는 사람은 몇 %인지 고르시오.

① 5%

② 15%

③ 25%

④ 30%

Q7. 다음 중 체중 측정을 올바르게 설명한 것을 고르시오.

① 아침에 일어나 화장실을 다녀온 후 속옷만 입고 체중을 측정한다

② 저녁 식사 후 30분 뒤 속옷만 입고 체중을 측정한다

③ 운동 후 샤워한 뒤 속옷만 입고 체중을 측정한다

④ 취침 전 속옷만 입고 체중을 측정한다

Q8. 6대 영양소가 아닌 것을 고르시오.

① 물

② 비타민

③ 무기질

④ 식이섬유

Q9. F.I.T.T의 설명으로 바르지 않은 것을 고르시오.

① F는 Frequency(빈도)를 뜻하며 주 당 운동하는 일수를 의미한다

② I는 Interest(흥미)를 뜻하며 운동에 흥미를 갖기 위한 노력을 의미한다

③ 첫 번째 T는 Time(시간)을 뜻하며 운동하는 총시간을 의미한다

④ 두 번째 T는 Type(형태)을 뜻하며 운동 종류와 형태를 의미한다

Q10. 뱃살을 빼기 위한 운동으로 가장 효과적인 운동을 고르시오.

① 복근운동

② 가슴운동

③ 하체운동

④ 코어운동

Q11. 근육 경련(쥐)이 일어나는 원인이 아닌 것을 고르시오.

① 과도한 근수축

② 외상을 방어하기 위한 기전으로 근수축

③ 전해질과 수분 부족

④ 수면 부족

Q12. 부상 예방을 위한 방법으로 올바르지 않은 것을 고르시오.

① 평소 스트레칭을 잘 해준다

② 평소 불편한 부위가 있다면 운동 전 병원에 가서 상태를 확인한다

③ 운동 전 동적인 스트레칭이나 웝업을 통해 몸에 열을 가볍게 내준다

④ 유연성이 좋아지도록 식초를 물에 희석해서 섭취하는 습관을 갖는다

Q13. 운동에 대한 설명으로 올바르지 않은 것을 고르시오.

① 유산소 운동은 길게 하는 것이 좋음으로 TV를 보며 저강도로 러닝머신을 1시간가량 수행한다.

② 운동은 시간 날 때 하는 것보다 시간을 내서 하려고 노력해야 한다

③ 근력운동은 점진적으로 강도를 증가시켜야 한다

④ 운동은 몸을 안전한 범위 안에서 손상시키는 행위이다

Q14. 다음 중 다이어트 음식으로 올바르지 않은 것을 고르시오.

① 소고기 우둔살 150g

② 아보카도 1개

③ 월남쌈 3개

④ 소고기 살치살 150g

Q15. 다음 중 다이어트 방법으로 올바르지 않은 것을 고르시오.

① 영양제, 오메가3는 굳이 섭취하지 않아도 된다

② 체중감량을 위해 땀복이나 사우나는 이용하지 않는다

③ 저녁에는 과일 섭취를 최대한 멀리한다

④ 디톡스는 되도록 몸의 독소 제거 목적으로 사용한다

Q16. 다음 중 다이어트 방법으로 올바른 것을 고르시오.

① 공복감이 심할 때 과일을 섭취하면 낮은 칼로리로 공복감을 쉽게 해결 수 있다

② 하루 두 번 운동하는 것보다 한 번을 집중해서 하는 것이 더 효과적이다

③ 불면증이 있을 땐 수면 전 중강도 이상의 운동을 통해 수면을 유도한다

④ G.I 수치가 높은 음식을 섭취해야 다이어트에 도움이 된다

Q17. 수분 섭취 방법으로 올바른 것을 고르시오.

① 물만 먹어도 살이 찌는 사람은 수분 섭취를 가급적 피한다

② 당분이 들어가지 않은 탄산수는 섭취 가능하다

③ 물 대신 커피로 수분을 섭취한다

④ 생각날 때 물을 많이 마셔두는 것이 좋다

Q18. 탄수화물에 대한 설명으로 올바른 것을 고르시오.

① 단순당은 소화 흡수가 빨라 다이어트에 효과적이다

② 다당류 식품은 우리 몸에 흡수되는 시간이 빨라 에너지 사용에 용이하다

③ 과일을 먹을 땐 과일 자체보다 과즙음료로 만들어 먹는 것이 체중감량에 효과적이다

④ 저작작용을 통해 섭취하는 탄수화물이 과일보다 체중감량에 효과적이다

Q19. 단백질에 대한 설명으로 올바르지 않은 것을 고르시오.

① 달걀노른자는 콜레스테롤 수치가 높지만 좋은 성분이 많이 들어가 있어 흰자와 함께 2개~3개 정도 섭취하면 다이어트에 도움이 된다

② 단백질을 섭취할 땐 되도록 다른 영양소를 함께 섭취하지 않는 것이 단백질 흡수에 도움이 된다

③ 동물성 단백질과 식물성 단백질을 골고루 섭취하는 것이 좋다

④ 단백질을 구성하는 기본 성분을 아미노산이라 부른다

Q20. 다이어트 성공을 의미하는 것을 고르시오.

① 목표 체중을 달성했을 때

② 다이어트 실패 후 다시 도전했을 때

③ 체중이 아닌 눈바디나 옷의 피팅감이 좋아졌을 때

④ 감량 후 유지 및 관리를 했을 때

1
단계

메타인지 :

모든 다이어트에는
이유가 있다

1

다이어트는 살을 빼는 게 아니다

지금까지 우리의 다이어트 결과는 '실패'라는 하나의 결과로 수렴됐다. 이유는 다양하다. 올바른 정보를 '몰라서', 여러 가지 상황 때문에 '못 해서', 알면서도 '안 해서'…. 아래의 그림을 살펴보자.

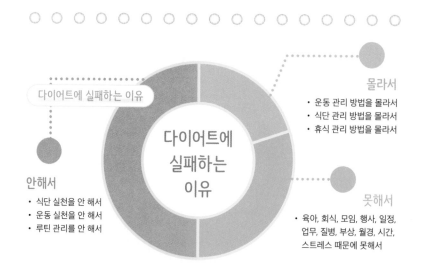

위와 같은 이유로 우리는 다이어트에 매번 실패했다. 나 역시 수많은 '이유'에 공감했고, 이 밖의 다른 이유는 더 없을 거라 여겼다. 그러나 수십 년간 회원들을 관리해오면서 이것이 크나큰 착각임을 깨닫게 되었다. 각자의 이유는 복잡미묘하게 뒤섞여 있고, 뒤섞인 이 실타래를 제대로 풀지 못했을 때, 비로소 실패로 이어진다는 것이었다. 그렇다면 이 실타래를 풀고 다이어트를 성공으로 끌고 가기 위해서는 어떤 형태로 접근해야 할까?

❶ 조급함을 버린다.
❷ 핵심이 되는 부분을 찾는다.
❸ 계획을 세워 하나씩 차근차근 실천한다.

빤한 내용이다. 그러나 우리의 다이어트는 이런 형태가 아니었다. 짧은 기간 안에 많이 감량하길 원하거나, 누군가의 성공 방법을 나에게 억지로 맞춰가면서, 예기치 못한 벽에 가로막히기도 했다. 자신에게 맞지 않는 다이어트의 옷을 입게 되면서 또다시 실패를 맞닥뜨리게 된 것이다. 결국 이 실타래를 풀기 위해서는 조급함을 버리고, 나에게 필요한 핵심 요소를 먼저 찾아야 한다. 결국 가장 중요한 것은 다이어트의 '순서'이며 이 순서를 스스로 정확히 알고 있어야 한다는 것이다. 정답은 나왔다. 지금, 자신에게 질문해보자.

"나는 다이어트에 성공하는 '순서'를 정확히 알고 있는가?"

대부분이 모른다는 답을 내놓을 것이다. 그러나 걱정하지 마라. 이 책에 그 모든 '순서'가 담겨 있으니까. 어설픈 다이어트로 '아침엔 다이어트, 저녁엔 셀룰라이트'를 더는 반복하지 말자. 희망과 설렘으로 시작한 다이어트가 잠드는 순간까지 이어질 수 있도록, 포기하지 말자. 마음의 준비가 되었는가? 그럼 시작해보자.

인간의 욕심은 끝이 없고 같은 실수를 반복한다

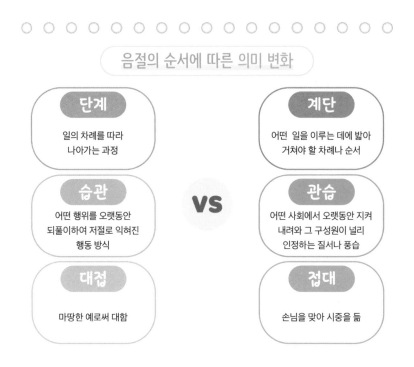

음절의 순서에 따른 의미 변화

단계
일의 차례를 따라
나아가는 과정

계단
어떤 일을 이루는 데에 밟아
거쳐야 할 차례나 순서

VS

습관
어떤 행위를 오랫동안
되풀이하여 저절로 익혀진
행동 방식

관습
어떤 사회에서 오랫동안 지켜
내려와 그 구성원이 널리
인정하는 질서나 풍습

대접
마땅한 예로써 대함

접대
손님을 맞아 시중을 듦

우리가 사용하는 단어를 살펴보면 같은 한자어로 이루어졌음에도, 음절의 순서에 따라 의미나 뜻이 완전히 달라지는 경우가 있다. 정확한 결과를 얻기 위해서는 그에 따른 정확한 과정과 순서가 필요하며, 과정이 뒤틀리거나 순서가 뒤바뀌면 결과 역시 달라진다. 결론부터 말하자면 우리는 지금까지 다이어트의 과정과 순서를 잘못 해석하고 이해해 왔다. '습관'을 먼저 형성하지 않으면 다이어트의 순서나 과정은 아무런 의미가 없다는 것이다.

'성형'이란 말은 우리에게 너무 익숙하다. '이룰 성'에 '모양 형', 즉 '무언가를 이루기 위해 모양을 만드는 것'을 뜻한다. 이 변화에는 인위적인 행동이나 행위가 뒤따라야 한다. '형성'이란 말도 들어보았을 것이다. 한자 뜻은 성형과 같고 앞뒤 순서만 바뀐 형성은 '어떤 모양이나 형상이 이루어지는 것'을 뜻하는데, 인위적인 행동이나 행위가 뒤따라야 하는 성형과는 달리 자연스럽게 생성되는 것을 말한다. 다시 말해, '성형'을 통해 '형성'을 이룰 수 있고, '성형' 없이는 무언가를 '형성'할 수 없다는 것이다. 다이어트에서의 성형은 곧 실천(적용)이며, 형성은 습관(적응)이다. 실천을 통해서만 무언가를 변화를 시킬 수 있고, 변화된 모습을 꾸준히 지속하다 보면 습관의 형성이 이루어지게 된다.

우리의 다이어트 과정은 어땠는가? 수많은 성형의 과정을 생략한 채 자신에게 맞지도 않는 다이어트 방법으로 하루하루를 채우고 있었고, 이러한 과정들 때문에 올바른 습관 또한 형성될 수 없었다. '실수' 반복이 다이어트를 매번 '실패'로 몰아넣은 것이다.

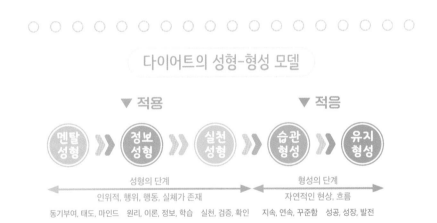

위 그림은 앞서 설명했던 다이어트의 성공 과정을 요약해서 보여주는 '다이어트의 성형-형성 모델'이다. 성형의 단계에는 '메타인지, 정보, 실천'의 과정이 포함되며 이는 인위적인 행위와 행동을 요구한다. 성형의 단계를 잘 밟아나

가면 자연스레 습관이 형성되고 이 습관을 잘 유지하면 비로소 성장하게 되는 것이다. 이것이 우리가 말하는 다이어트의 진짜 '성공'이다. 성형 단계 중 하나라도 오류가 생기면 바로 실패로 이어지게 되고, 성형 단계가 모두 완벽하다고 하더라도 이를 지속하지 못하면 이 역시 실패로 직결된다.

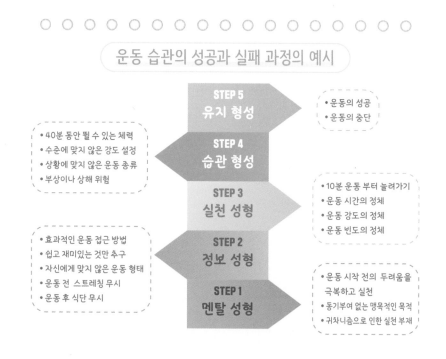

운동 습관의 성공과 실패 과정의 예시

STEP 5
유지 형성
• 운동의 성공
• 운동의 중단

• 40분 동안 뛸 수 있는 체력
• 수준에 맞지 않은 강도 설정
• 상황에 맞지 않은 운동 종류
• 부상이나 상해 위험

STEP 4
습관 형성

STEP 3
실천 성형
• 10분 운동 부터 늘려가기
• 운동 시간의 정체
• 운동 강도의 정체
• 운동 빈도의 정체

• 효과적인 운동 접근 방법
• 쉽고 재미있는 것만 추구
• 자신에게 맞지 않은 운동 형태
• 운동 전 스트레칭 무시
• 운동 후 식단 무시

STEP 2
정보 성형

STEP 1
멘탈 성형
• 운동 시작 전의 두려움을 극복하고 실천
• 동기부여 없는 맹목적인 목적
• 귀차니즘으로 인한 실천 부재

빨간색 글씨는 성공하는 접근 방법이고, 파란색 글씨는 각 영역에서 실패하는 접근 방법이다. 스스로 판단하기에 파란색 글씨에 해당하는 부분이 하나라도 있다면 성공과의 거리는 그리 가깝지 않을 것이다. 아무리 운동 경험이 풍부하고 체력이 좋다 하더라도 운동의 목적과 목표가 불확실하거나 명확하지 않다면 실패로 이어질 수밖에 없고, 효과적인 운동법을 받아들이지 않고 정보와 이론을 무시한다면 역시 신체의 변화를 기대하지 않는 것이 좋다. 또한 정보를 정확히 알고 있더라도 '시간과 강도의 점진적 증가'를 실천하지 않는다면 몸의 정체로 인해 매너리즘에 빠지기 쉽다. 반대로 본인의 수준을 무시한 채 높은 강도만 추구하거나, 위험성이 높은 운동을 반복한다면 부상으로 인해 운동을 포기해야 할지도 모른다.

이처럼 각 영역에서 하나의 오류만 발견되어도 심각한 문제가 발생하기 때문에, 다이어트는 '아무나 할 수 있는 게 아니다'라는 인식이 우리의 무의식에 자리 잡혀 있다. 결국 우리에게 필요한 건 단 하나. '나만의 다이어트 순서'를 찾는 것이다. 이 순서만 잘 찾으면 엉킨 실타래를 푸는 것은 그리 어려운 일이 아니다. [다이어트의 성형-형성 모델]을 이해했다면 다이어트의 '계단'을 통해 '단계'를 만들고, 다이어트 '성형'을 통해 올바른 다이어트 습관을 '형성'할 수 있을 것이다. 그리고 이 멋진 선물을 당신에게 '대접'하겠다.

안 해, 몰라, 못 해!

[다이어트의 성형-형성 모델]에서 확인했던 것처럼 성형 초기 단계에서 가장 중요한 것이 바로 '메타인지 성형'이다. 이 영역은 다이어트를 대하는 태도, 마음가짐, 가치관 등과 직결된다. [다이어트의 성형-형성 모델]의 5가지 영역은 하나같이 중요하지만 '메타인지 성형'의 단계는 그 시작을 함께하기에 더욱 중요하다. 이유는 다음과 같다.

❶ 기초가 탄탄하면 이후의 과정을 좀 더 수월하게 이어갈 수 있다.
❷ 위기가 닥쳐도 메타인지가 강하면 그 위기를 기회로 바꾸는 힘이 생긴다. 이는 '정신은 육체를 지배할 수 있다'에 근거한다.
❸ 다이어트에 실패하는 가장 큰 요인은 '의지'에 있다. 메타인지가 확고하다면 정보에 관한 학습과 실천, 습관 형성에 큰 도움이 된다.

그렇다면 '메타인지 성형'은 어떻게 하는 것일까? 이 질문에 답을 찾기 전에 한 가지 짚고 넘어가야 할 것이 있다. '안 해서', '못 해서', '몰라서' 이 세 가지 문제점의 개선 방안을 찾기 전에 이 문제들이 왜 발생했는가에 먼저 주목해야 한다. 이 문제들의 공통적 원인은 당신이 '약하기 때문'이라는 거다. '안 해서' 생기는 문제는 약한 의지 때문이고, '못 해서' 생기는 문제는 약한 문제해결 능력 때문이고, '몰라서' 생기는 문제는 약한 주의력 때문이다.

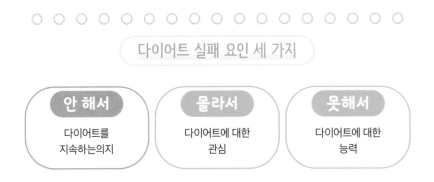

이 세 가지 문제점을 '메타인지 성형'에 적용하는 방법을 확인해보자.

❖ ⓐ~ⓒ 중 어떤 학생이 시험을 잘 볼 확률이 높은가?

ⓐ 공부에는 관심이 없고 게임에만 관심이 있는 학생
ⓑ 도서관에 가서 10시간씩 앉아 있지만 잠만 자는 학생
ⓒ 10시간씩 인터넷 강의를 들으며 딴생각하는 학생

답은 ⓒ-ⓑ-ⓐ 순이다. 게임에만 관심이 있는 학생은, 공부에 흥미가 생기도록 만들어야 하며, 공부는 하지 않더라도 공부하는 장소에 가서 책 읽는 시늉이라도 먼저 해야 한다는 것이다. 그렇게 공부하는 시간을 점차 늘리면 잘

안 되던 공부에 비로소 집중할 수 있다. 물론 이 방법만 가지고는 메타인지 성형을 할 수 없다. 관심을 갖고 → 능력을 기르고 → 의지를 키우는 방법을 적용하되, 이 안에 중요한 메시지가 반드시 포함되어 있어야 한다.

첫째, 모르는 것을 알게 되었을 때의 희열감을 맛보아야 한다.
둘째, 못하던 것을 잘하게 되었을 때의 성취감을 맛보아야 한다.
셋째, 안 하던 것을 하게 되었을 때의 만족감을 맛보아야 한다.

희열감과 성취감과 만족감. 이 세 감정의 필요성을 스스로 느낄 때, 비로소 메타인지 성형이 완성된다. 이유와 방법을 제시했지만 이러한 설명만으로는 아무것도 변하지 않고, 바뀌지 않는다. 그건 여러분도 잘 알고 있을 것이다. 내가 말하고 싶은 건 우리 모두 너무 '약했다'라는 것이다. 이것을 인정하면 이 단락에서 취하고자 했던 소정의 목적을 달성한 셈이다. 인정하기 싫어도 인정해야 한다. 답은 이미 나와 있으니 말이다.

"그 어떤 누구보다 강해져야 한다."

관심을 강화해 많은 것을 알아야 하고,
능력을 강화해 많은 것을 경험해야 하고,
의지를 강화해 많은 것을 실천해야 한다.

우리가 다이어트에 실패하는 이유는 간단하다. 우선 실천하는 게 힘들고, 그 모든 과정이 지극히 '고통스럽기' 때문이다. 심리적 스트레스와 육체적 고통, 사회생활 방해, 경제적 압박이 주를 이룬다. 다음의 그림을 살펴보자.

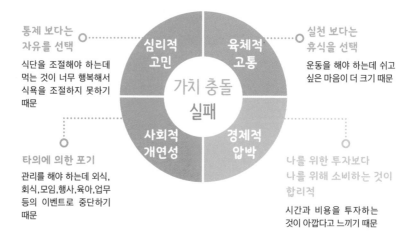

다이어트에 실패할 수밖에 없는 요인

통제 보다는
자유를 선택

식단을 조절해야 하는데
먹는 것이 너무 행복해서
식욕을 조절하지 못하기
때문

심리적
고민

육체적
고통

실천 보다는
휴식을 선택

운동을 해야 하는데 쉬고
싶은 마음이 더 크기 때문

가치 충돌
실패

사회적
개연성

경제적
압박

타의에 의한 포기

관리를 해야 하는데 외식,
회식,모임,행사,육아,업무
등의 이벤트로 중단하기
때문

나를 위한 투자보다
나를 위해 소비하는 것이
합리적

시간과 비용을 투자하는
것이 아깝다고 느끼기 때문

이처럼 사람들이 쉽게 포기하고 좌절하는 이유는 다이어트에 성공하고자 하는 욕망보다 다른 욕망의 가치가 더 크기 때문이다. 나는 이 현상이 결코 잘못되었다고 생각하지 않는다. 이 얼마나 자연스럽고 인간적인 모습인가. 그러나 우리는 알고 있다. 먹고 싶은 음식을 마음껏 먹고, 운동을 멀리하고, 시간과 비용을 투자하지 않는다면 우리가 원하는 것을 절대로 얻지 못한다는 것을…. 혹시 다이어트에 실패한 자신을 질책하고 비난했던 적이 있다면, 늦게나마 격려하고 칭찬해주자. 이 어렵고 힘든 것에 도전했다는 것만으로도 이미 칭찬받아 마땅하기 때문이다.

다이어트가 힘들고 고통스럽다는 걸 우리는 새삼 깨닫는다. 그러나 두려워하거나 걱정할 필요가 전혀 없다. 두려움을 설렘으로 바꾸는 과정, 그것이 바로 다이어트니까.

힘들고 고통스럽지 않은 다이어트는 없다. 이를 극복하고 이겨낼 수 있는 용기만 있으면 된다. 그러면 나도 역시 용기 있는 당신에게 '다이어트 성공'이란 것을 선물하겠다. 함께 용기를 내서 인생의 마지막 다이어트에 도전하자.

사회적 통념을 깨뜨려라

핸드폰 기종, 요금제, 옷 스타일, 음식, 영화와 음악 장르, 자동차, 주거 형태, 직업, 취미 활동….

이런 것들은 본인의 성향이나 기호, 성격 등에 의해 큰 고민과 충돌 없이 쉽고, 또 자유롭게 선택할 수 있다. 물론 누구나 좀 더 값비싸고 좋은 것을 선택하고 싶겠지만, 결국은 자신에게 가장 이상적이고 합리적인 것이 무엇인지 조율하며 선택하게 된다. 하지만 다이어트는 이것들과 대조적인 성격을 띤다. '자유로운 선택'이 아닌 '의무적인 선택'에 가깝기 때문이다. 다이어트가 지닌 이러한 성격 때문에 우리는 더 많이 갈등하고 더 자주 넘어진다.

'다이어트, 너는 대체 누구니?'

다이어트를 시작하기 전 반드시 알아야 할 내용이다. 하나씩 차근차근 살펴보도록 하자. 다이어트는 '사회적 통념'에 근거한다. 사람들이 기본적으로 갖고 있는 생각이라는 것이다. 현대사회는 개인의 개성을 중시하기 때문에 어떤 옷을 입든, 어떤 음식을 먹든, 어떤 취미를 갖든 그 선택을 존중한다. 다만 자신의 의지와는 다르게 반드시 행해져야만 할 것 같고, 그것을 행하였을 때 이롭다고 느끼는 것이 바로 다이어트를 감싸고 있는 '사회적 통념'인 것이다. 대표적으로 이런 것들이 있다.

❶ 법을 지키는 행위

❷ 윤리, 도덕적인 판단
❸ 수능 공부
❹ 영어 공부
❺ 다이어트

'법'은 말 그대로 '법'이기 때문에 반드시 지켜야 하는 것이고, '윤리, 도덕적인 판단'은 대다수가 암묵적으로 동의한 의로운 판단이기에 이에 반하는 행위를 저지르면 반사회적인 사람으로 간주되어 제재나 질타를 받기도 한다. 이보다는 무게감이 좀 떨어지는 수능 공부와, 영어 공부, 다이어트는 우리가 만들어낸 '사회적 통념'과 매우 가깝게 연결되어 있다. 물론 이 세 가지를 못해도 살아가는 데 반드시 큰 문제가 되지는 않는다. 바꾸어 말하면 이 세 가지를 모두 잘하거나, 한 가지라도 잘한다면 삶에 많은 변화가 생긴다는 것이다.

대학의 중요성이 예전에 비해 많이 줄었지만, '대학수학능력시험'은 세상 밖으로 나가는 첫걸음이자 '자아'를 형성하는 매우 중요한 과정임이 틀림없다. 영어라도 크게 다르지 않다. 살면서 영어 사용의 비중이 얼마나 되겠냐마는, 성공적인 삶을 개척해나감에 있어 영어 실력은 빼놓을 수 없는 요소다. 그렇다면 다이어트는 어떤가? 우리는 만인의 개성을 존중한다고 말은 하면서도 '가장 이상적인 키와 몸무게'를 대강은 알고 있다. 물론, 이 말에 동의하지 않는 사람도 있을 테지만 말이다.

혹시 '다이어트'의 뜻을 정확히 알고 있는가? 다이어트는 건강을 위해 '식이를 조절하는 것'으로 해석하는 것이 가장 정확하다. 즉, 마르고 뚱뚱하고 아픈 사람들이 건강해지기 위해 하는 '행위'이며, 건강한 사람 역시 더 건강해지기 위한 목적으로 하는 게 바로 다이어트인 것이다. 이 말에 동의하지 않는 사람은 '건강'이라는 목표 없이, 그저 '살 빼는 것', '체중을 감량하는 것', '예뻐지고 멋있어지는 것'으로만 다이어트를 해석한다. 그렇다면, 다시 질문을 던져보겠다.

"우리는 모두 건강해야 할까?"

이 질문에 'NO'라고 대답하는 사람은 거의 없을 것이다. 그렇다. 우리는 모두 건강해야 한다. 그렇기에 다이어트는 살아가는 데 '반드시' 필요한 것이며, 평생을 두고 끊임없이 고민해야 할 우리의 과제이기도 한 것이다. 또한, 다이어트는 문화를 일부 반영하고 있다.

과거와 현재의 시대적 변화

분류	과거 VS	현재
주류 산업	1,2차 육체 노동 기반 산업	정보 기반 산업, 좌식 업무
문화	공동체 생활(두레, 품앗이)	개인의 가치 중시(여가 활동 중시)
식문화	육체 노동으로 인한 새참문화 필수	야식, 배달, 음식점, 디저트, 음주 등 회식과 외식의 문화가 발전
외적 모습	피부가 까맣고 마르고 탄탄한 체형	피부가 뽀얗고 다양한 모습으로 성장 (메이크업, 헤어, 패션, 네일, 페디, 타투, 악세사리)
미적 기준	체구가 크거나 둥글거나 후덕한 체형	비율, 라인, 근육량, 지방량, 볼륨
건강의 이슈	영양 결핍(영양 실조), 질병, 전염병	영양 과잉(비만), 대사질환, 암
주류 의류 사업	산부인과, 외과, 내과	정신과, 성형외과, 피부과, 안과
매체의 형태	일방적인 정보 전달	다양성 추구, 소통, 자극적

표를 보면 알겠지만, 산업과 문화가 발전해오면서 생활양식 역시 많이 바뀌었다. '먹고 사는 문제'는 여전히 똑같지만 '어떻게 먹고 사는가?'에 대한 답이 완전히 바뀐 것이다. 과거에는 생존을 위해 먹어야 했고, 개인보다는 공동체

중심이었으나 지금은 개인의 가치를 더 중요시하고 자신의 만족과 행복을 위해 입, 눈, 마음, 몸, 귀를 다양한 방법으로 만족시키며 살아가고 있다.

여기에 핵심이 있다. 우리는 알게 모르게 '사회적 통념'이라는 테두리 안에서 이를 자연스럽게 학습하면서 살아왔다. 대표적인 것이 바로 우리가 쉽게 접하는 TV 프로그램이나 SNS다. 과거의 매체는 일방적인 정보를 전달했지만, 지금의 매체는 다양성을 추구하고 그 안에서 청자들끼리 다양한 의견을 주고받는다. 이러한 것들을 보고, 듣고, 느끼면서 자신에게 투영시켜 수많은 갈등과 충돌을 빚는 것이다.

재테크로 졸부가 된 사람, 호화로운 생활을 하는 연예인과 셀럽들, 먹어도 먹어도 살이 안 찌는 먹방 유튜버, 출산 후 더 아름다운 모습으로 복귀한 여배우, 시간이 지날수록 더 날씬해지는 아이돌, 얼굴도 예쁜데 언어 능력과 학력까지 갖춘 미스코리아와 아나운서, 외모의 변화로 인생의 터닝 포인트를 맞이한 유명인, 이 밖의 관찰 예능, 성장 예능, 맛집 탐방, 운동 채널, 여행 채널, 홈쇼핑 등…

우리는 이토록 다채로운 모습들을 그 어느 때보다 쉽고 빠르게 접한다. 그리고 자기도 모르는 사이, 자신과 그들을 비교한다. 이 비교를 '자기 계발'의 동력으로 활용한다면 별문제가 되지 않지만, 자기 비하를 한다거나 그게 심해져 '망상'으로 이어지면 큰 문제가 될 수 있다. '메타인지의 부조화'가 찾아오면 비합리적이고 비현실적 판단을 하게 된다. 이렇게 되면 자기에게 맞는 다이어트는 고사하고, 아무것도 할 수 없는 지경까지 이른다.

결국 수능과 영어처럼 다이어트 역시 사회적 통념에 가까운 가치라는 것을 인정해야 한다. 하기 싫어도 해야 하고, 방법을 모르면 최소한의 노력이라도 해야 하는 것이다. 우리는 모두 건강해야 한다. 고로, 우리는 모두 다이어트를 해야 한다. '잘하면 잘할수록 인정받고, 삶의 만족과 더불어 건강한 신체를 가져다주는 것'은 분명한 사실이기 때문이다.

"어떻게 하면 이 어렵고 힘든 다이어트에 조금이라도 쉽게 접근할 수 있을까?"

'사회적 통념'으로부터의 자유, 이것이 유일한 방법이다. 힘들게 공부하고, 고통스럽게 다이어트를 하는 것보다 더 가치 있고, 더 행복하고, 더 만족할 만한 무언가가 있다면 굳이 할 필요가 없다는 것이다. 나는 사회적 통념에 맞춘 다이어트를 결코 권하지 않는다. 분위기에 휩쓸려 '나도 해야지'라는 생각으로 다이어트를 시작한다면 열에 아홉은 실패하기 때문이다. 다이어트에 실패하는 사람은 대부분 이러한 생각을 갖고 있기에, 가치의 충돌과 갈등을 이겨내기 힘들다.

다시 말해 현재 거울 속 내 모습이 만족스럽거나, 살이 찌는 스트레스보다 먹는 즐거움과 행복감이 더 크다거나, 현재의 건강 상태가 최적이라 판단된다면 억지로 다이어트를 할 필요가 없다는 것이다. 여기서 한 가지 맹점은 지금의 만족감이 미래까지 지속될 수 있는지 따져 봐야 하고, 지속될 수 없다면 어느 정도의 노력을 해야 한다는 것이다. 이것이 바로 '다이어트 자아'다. 지금 바로 자신에게 질문을 던져보자. 그리고 나의 '자아'와 진지한 대화를 시작해보자.

'나는 다이어트가 꼭 필요한 사람일까?'

이 질문이 낯설고 어렵다면, 그래서 쉽게 답을 내지 못한다면 다음 장을 살펴보자.

목마른 놈이 우물 판다

유튜브나 여러 플랫폼을 통해 '먹방'을 한 번쯤은 보았을 것이다. 그렇다면 어떤 사람이 먹방을 해야 할까? 뚱뚱한 사람? 마른 사람? 맛있게, 많이 먹는 그들의 모습을 통해 시청자가 만족감을 느낀다면, 먹방을 하는 사람은 어떤 모습이든 문제가 되지 않는다. 예컨대 격투기, 유도, 레슬링, 역도 등과 같은 종목에는 '무제한'이라는 체급이 있다. 말 그대로 신장과 체중에 기준을 두지 않고 기량을 겨룬다는 것이다. 만약 어느 종목의 무제한 체급 선수가 다이어트에 관심을 두거나, 체중이 느는 것을 두려워한다면 결과는 어떻게 될까? 아무리 천부적인 재능을 갖고 있는 선수라 할지라도 그 선수는 훌륭한 선수가 될 수 없을 것이다. 결국, 이들에게 외모는 그리 중요하지 않다. 이들의 가치는 외모가 아니라 지금까지 흘린 땀과 노력의 시간을 기록과 점수로 환산하는 데 있다.

요점은 이거다.

'당신의 자아는 어디에 가치를 두고 있는가, 그리고 그것이 얼마나 절실한가?'

위에서 설명한 사람들의 공통점은 자신만의 뚜렷한 가치관과 자아의 방향에 대해서 누구보다 잘 알고 있는 사람들이라는 것이다. 연기, 노래, 운동, 사업 등 어떤 한 분야를 자신만의 방법으로 자기 것으로 만들었으며 그것을 얻기 위해 치열한 경쟁과 노력을 했다는 것이다. 물론 오직 외모만으로 평가받는 직업도 있겠지만 그렇지 않은 직업이 더 많으며, 그들에게 외형적인 모습은 절대적인 가치가 될 수 없다는 것을 의미한다. 그렇다면 이들의 '간절함'은 무엇으로 측정할 수 있을까? 조금 극단적인 예일 수도 있지만 이렇게 한번 생각해보자.

① 폐암에 걸린 흡연자

② 간암에 걸린 애주가

③ 허리 디스크 수술로 장애 판정을 받은 환자

ⓐ 평소 기침이 잦고, 가래가 많은 흡연자

ⓑ 지방간 수치가 높고, 콜레스테롤 수치가 높은 애주가

ⓒ 간헐적으로 허리 요통이 발생하는 회사원

①~③과 ⓐ~ⓒ 중 어떤 사람이 더 간절할까? 답은 이미 나와 있다. 간절함은 처한 상황에 대한 두려움이 클수록 극대화된다. 다이어트의 성공 여부 역시 내가 느끼는 '다이어트 자아'가 얼마나 간절하고 얼마나 절실한가에 따라 달라진다. 두려움과 공포를 이겨내고 극복한 사람들은 마침내 '성공'이라는 타이틀을 얻게 되는 것이다.

이 예를 다이어트에 적용해보자.

① 웨딩 촬영 50일, 결혼식을 100일 앞둔 예비부부

② 8주 뒤 대기업 면접이 잡혀 있는 사람

③ 2주 뒤 이성과 소개팅이 있는 사람

④ 4주 뒤 해외로 여름휴가를 떠나는 사람

⑤ 며칠 전 외모 때문에 안 좋은 일을 겪은 사람 (이별, 따돌림, 별명)

⑥ 며칠 전 건강검진에서 종양을 발견한 사람

ⓐ 결혼 후 오랜만에 친구들과 외식하는 사람

ⓑ 8주 뒤 회사에서 진급 시험을 보는 사람

ⓒ 2주 뒤 중요한 회사 미팅이 있는 사람

ⓓ 4주 뒤 가족들과 등산을 가는 사람

ⓔ 며칠 전 피부 관리사에게 피부가 건조하다는 말을 들은 사람

ⓕ 며칠 전 측정한 인바디에서 지방률과 복부지방량 수치가 높게 나온 사람

①~⑥과 ⓐ~ⓕ 중 과연 어떤 집단이 다이어트에 성공할 확률이 높을까? 숫자 집단이 알파벳 집단보다 성공 확률이 높다고 생각할 수 있지만, 그 성공률이 100%라고 볼 수는 없다. 간절함과 절실함의 정도에 따라 결과가 분히 뒤바뀔 수 있다는 것이다.

그럼, 알파벳 집단 중 몇몇 사례를 골라 간절함과 절실함을 넣어보겠다.

ⓐ 결혼 전, 한 커플이 우리 두 사람에게 상처 주는 말을 했다.

"너희는 둘 다 체구가 커서 턱시도랑 드레스를 특별 주문해야겠네? 왠지 아기도 우량아로 태어날 듯!"

친한 사이라고 해도 결혼을 앞둔 예비부부에게는 상처가 될 수 있는 말이었다. 이 예비부부는 열심히 노력하고 관리해 상처를 줬던 커플에게 본때를 보여주기로 결심, 결혼 후 오랜만에 가진 모임에서 180도 달라진 모습으로 모두를 놀라게 했다.

ⓑ 8주 뒤 회사에서 진급 시험을 보는데 체력검사와 건강검진 항목이 포함되어 있었다. 그동안 다른 부분은 정말 열심히 관리했지만, 건강과 체력관리에는 소홀했던 나였다. 결국 진급을 위해 운동도 열심히 하고, 식단도 바꾸었다. 8주 동안 꾸준히 노력해 마침내 진급 시험에 당당히 합격했다.

ⓓ 4주 뒤 처가 식구들과 등산을 가기로 했다. 계단을 오르며 헉헉거리는

내 모습을 보시곤 "이런 체력으로 우리 딸아이와 손녀를 책임지고 보호할 수 있겠나?"라고 말씀하셨던 장인어른의 모습이 불현듯 떠올랐다. 이번 등산 때는 달라진 모습을 보여주고 싶어 남은 기간 체력훈련을 열심히 했다. 등산을 다녀온 후 장인어른은 가족들이 다 모인 자리에서 이렇게 말씀하셨다. "사위가 결혼 후 체력이 더 좋아진 걸 보니 내가 다 뿌듯하구나."

이렇듯 절실함의 기반은 타인이 마련해주기도 하지만 결국 선택은 본인의 몫이다. 이 작은 선택이 과정을 만들고 끝내 아름다운 결과를 만들어내는 것이다. 지금, 나의 절실함과 간절함에 대해 적어보자. 나만의 간절함과 절실함을 찾는 한 가지 팁을 주자면 '~때문에 해야 하는'이 아닌 '~때문에 할 수밖에 없는', 또는 '그럼에도 불구하고 할 수밖에 없는' 내용이어야 한다.

(당신이 다이어트를 할 수밖에 없는 '절실한' 이유 세 가지)

1) _____

2) _____

3) _____

여기서 또 한 가지 의문이 생긴다. '간절함과 절실함'이 없다면 이번 다이어트는 또 실패로 돌아가는 것인가? 이 모든 것을 아우를 수 있는 다이어트 접근 방식이 하나 있다. 그것은 다름 아닌 '건강'이다.

건강이 뭔지 모르는 사람들

삶을 살아가는 데 있어 '우선순위' 혹은 '관심사'에 대한 고민을 해본 적이 있을 것이다. 만약 우선순위가 정해져 있다면 지금 바로 세 가지만 적어보자.

(내 삶의 우선순위, 혹은 관심사)

1) _____

2) _____

3) _____

우선순위와 관심사는 제각각일 것이다. 자신과 가족의 건강을 우선으로 하는 사람도 있을 것이고 집이나 자동차, 자산 등 경제적인 것을 우선으로 하는 사람도 있을 것이다. 혹은 사랑하는 사람과의 관계, 취업이나 직업, 여행과 같이 사회적인 것에 가치를 두고 있는 사람도 있을 것이다. 이 밖에도 자기 계발, 운동, 미용, 성형, 반려동물, 취미, 게임, 사교 모임 등 삶의 형태에 따라 다양하게 나눌 수 있다. 더러는 단기적 우선순위와 장기적인 우선순위가 구분되기도 할 것이다.

'이러한 삶의 우선순위는 우리에게 어떤 의미가 있을까?'

정답은 없다. 이는 지극히 개인적인 기호와 가치에 의해 결정되고 상황에 따라 끊임없이 변하기 때문이다. 우선순위를 정하고 관심사를 논하는 일은 어쩌면 그래서 더 중요하다. 이렇게라도 하지 않는다면 삶에 있어 '선택과 집중'은 찾아보기 힘들어질지도 모르기 때문이다.

본론으로 돌아와 위에 적은 우선순위 중 건강, 운동, 식단관리, 다이어트, 살 빼기, 체중감량, 지방 감소, 바디 쉐이핑 등 몸의 긍정적인 변화를 직관적으로 판단할 수 있는 내용이 하나도 없다면 '다이어트' 혹은 '체중감량'에 100% 실패할 거라고 자신 있게 말할 수 있다. 이유는 명확하다. 위에 적은 세 가지는 '하루'라는 주어진 시간 속에서 가치 있게 활용하기에 매우 벅차기 때문이다.

좀 더 명확히 따져보자. 24시간 중 수면시간을 7시간으로 가정하고 씻고, 옷 입고, 화장실 가고, 밥 먹는 시간 등을 제외하고 나면 13~15시간이 남는다. 여기서 다시 업무 시간을 제외하면, 나의 관심사에 할애할 수 있는 시간은 그리 많지 않다. 여가나 레크리에이션 등을 우선순위로 둔다면 체력적으로 큰 부담이 없겠지만 공부나 자격증 혹은 자기 계발을 목표로 한다면 체력적으로, 또 심적으로 부담이 될 수밖에 없다.

우선순위가 여러 개일 경우에는 일정과 계획의 치밀함이 반드시 요구되며, 그것이 장기적 성격을 띨 때는 꾸준함 역시 필요하기에 목표 달성이 더욱 어려워진다. 이러한 이유로 삶의 우선순위나 관심사에 '건강'이라는 카테고리가 없다면 다이어트 성공률은 큰 폭으로 떨어지게 된다.

[다이어트에 성공한 사람들의 '성공할 수밖에 없는' 비법]

❶ 나만의 다이어트 순서를 확인한다.
❷ 다이어트 성형을 통해 습관을 형성한다.
❸ 관심과 능력, 의지를 강화한다.
❹ 사회적 통념으로부터 자유로워진다.
❺ 자아를 명확하게 확립한다.
❻ 그리고 그 자아는 언제나 절실하다.
❼ '건강'은 내 삶의 최우선 순위다.

그렇다. 일곱 번째 비법은 삶의 우선순위와 관심사의 최우선을 '건강'으로 두는 것이다. 건강, 상투적이기 짝이 없는 단어다. 수도 없이 들었던 말인데 막상 잘 와닿지 않는다. 그러나 성공한 사람들은 '건강'의 의미를 조금 다르게 해석한다. 먼저, 간단한 문제 몇 개만 내겠다.

❶ 1 + 1 = ?
① 7 ② 3 ③ 6 ④ 2

❷ 만 6세에 입학하여 6년 동안 의무적으로 교육받는 기관은?
① 중학교 ② 초등학교 ③ 대학교 ④ 고등학교

❸ 한국을 뜻하는 한자를 고르시오.
① 韓國 ② 美國 ③ 日本 ④ 中國

정답을 잘 골라냈는가? 만약 내가 ❶~❸번의 정답이 모두 ③번이라고 한다면 반응이 어떨까? 그 누구도 동의하지 않을 것이다. ③번은 정답이 아니기 때문이다. 이처럼 우리의 시작 또한 잘못되었다. '건강'은 신체적, 정신적, 사회적으로 아무 탈이 없고 안녕한 상태를, '다이어트'는 건강한 상태를 만들고 유지하기 위한 식이요법을 말한다. 어쩌면 우리는 오답과 정답을 구분하지 못하고 오답이 마치 정답인 양 행동하고 있었는지도 모른다.

체중감량을 위해 극단적으로 섭취량을 줄여 체중감량에 성공한 사람이 있다고 해보자. 이 사람이 과연 건강할까? 기본적인 영양분을 섭취하지 못해 일의 능률도 떨어질 것이고, 심리적으로 예민해져 주변 사람들과의 관계에도 문제가 생길 것이다. 또한 생리적인 주기(수면, 소화, 배변, 월경)에도 문제가 생기고 탈모나 시력 저하, 빈혈 등 건강에 여러 가지 문제가 생길 수도 있다. 그래도 이 사람이 체중감량에 '성공'했다고 볼 수 있을까? 모르긴 몰라도 육체와 정신은 물론 사회적으로도 건강과는 매우 동떨어져 있을 것이다.

다이어트는 '식이요법'과 '식단'의 뜻을 포함하며 궁극적으로 '건강'이라는 의미를 내포하고 있다. 즉 환자를 위한 다이어트(식이요법), 저체중을 위한 다이어트(식이요법), 비만을 위한 다이어트(식이요법) 등으로 해석할 수 있다. 또한 식이요법과 운동은 엄연히 다른 영역이기 때문에 분리해서 설명하는 것이 맞다. 우리나라에서는 다이어트가 '식이요법과 운동이 접목된 체중감량 행위'로 흔히 인식되는데, 다이어트가 '감량'의 내용도 포함하고 있기에 이를 잘못되었다고 볼 수 없지만 '정답'이 아니라는 것쯤은 정확히 인지하고 있어야 제대로 된 다이어트를 할 수 있다. 앞으로 '건강'과 '다이어트'의 개념을 다른 뜻으로 받아들이는 오류를 범하지 않길 바란다.

나는 이 책에서 '다이어트'라는 용어를 계속 사용할 예정이다. 다이어트의 궁극적 목적이 단순히 '체중감량'에만 있는 것이 아니라, 반드시 '건강'을 전제로 깔고 있다는 것을 명심해주길 바란다.

다시 내용을 이어가 보자. 여러분은 '건강의 3요소'를 알고 있는가? '건강의 3요소'를 설명하기 전 이 세 가지 요소의 필요성과 중요성에 대해 간단히 설명하겠다. 3요소 하면 떠오르는 것이 있는가?

[대표적인 3요소]

❶ 국가의 3요소 (영토, 국민, 주권)
❷ 음악의 3요소 (리듬, 멜로디, 하모니)
❸ 시의 3요소 (운율, 심상, 주제)

모두 교과에서 보았던 내용이다. 그때는 그저 외우느라 바빴는데, 돌이켜

보면 3요소가 '전체'에 대한 '핵심'이라는 것을 알 수 있다. '건강의 3요소' 역시 건강의 핵심을 말해주고 있다. 이 3요소를 어떻게 관리하고 통제하느냐에 따라 자기의 모습이 달라지는 것이다. '운동'과 '영양', 그리고 '휴식'. 이것이 건강의 3요소이며, 반드시 기억해야 할 핵심 중의 핵심이다.

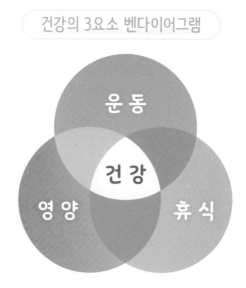

건강의 3요소 벤다이어그램

운동

건강

영양　　　휴식

건강의 3요소를 잘 나타낸 벤다이어그램이다. 세 가지 중 한 가지에만 집중한다면 건강이라는 '목표'에 도달하기 어렵다. 그러므로 적어도 두 개 이상은 동시에 붙들고 가다가 차차 세 가지 요소 모두를 충족시키는 것이 바람직하다. 다음 표는 두 가지만 실천했을 때 생겨나는 문제점이다.

운동, 영양, 휴식의 상관관계

	현 상	문제점
운동+영양(휴식X)	체중 감량	능률 감소, 체력 저하, 스트레스 증가
운동+휴식(영양X)	체중 유지, 증가	면역력 저하, 각종질환 노출
영양+휴식(운동X)	체중 감량, 증가, 유지	체력 저하, 움직임, 기능 문제

첫 번째는 휴식을 무시하는 경우다. 운동과 영양이 잘 갖춰졌다면 시작 초기에는 체중감량으로 이어질 수 있겠지만 휴식의 부제로 인해 이를 오랜 기간 지속할 수 없게 된다. 운동 강도를 점진적으로 늘려주어야 효율적인 성과를 기대할 수 있는데, 스트레스 증가와 체력 저하로 인해 성공과의 격차가 점점 더 벌어지게 된다.

두 번째는 영양을 무시하는 경우다. 운동과 휴식을 통해 시작 초기에는 능률이 오를 수 있지만 금방 한계에 봉착하게 될 것이다. 정크푸드, 패스트푸드, 과식과 폭식, 탄산음료, 당분이 많이 들어간 디저트, 과도한 탄수화물 섭취 등 소비하는 칼로리 대비 섭취하는 칼로리가 많아지게 되면서 체중이 늘어나고, 영양의 불균형으로 면역력이 저하된다. 이는 각종 질병의 원인이 된다.

세 번째는 운동을 무시하는 경우다. 물론 올바른 식단만으로도 얼마든 체중을 감량할 수 있고, 건강도 어느 정도 유지할 수 있다. 다만 신체적인 움직임과 기능, 체력 등은 운동을 병행하는 사람들에 비해 빠르게 저하될 것이고, 이는 골격계와 근육계에 많은 문제를 일으킨다. 대표적으로 노화, 퇴행성, 염증 질환, 체형 문제, 심혈관 질환이 있다.

다이어트에 성공하는 사람들은 '건강'을 최우선으로 두고, 이 3요소의 적절한 균형과 조화를 위해 부단히 노력한다. 다른 이유가 없다. 그래야 내가 목표로 하는 삶의 '우선순위'와 '관심사'를 더 즐겁게, 오래, 행복하게 즐길 수 있기 때문이다.

저축, 승진, 연애, 결혼, 내 집 마련, 여행, 육아, 운동, 취미 생활, 쇼핑, 맛집 탐방, 취업, 각종 모임 등 누구에게나 각기 다른 우선순위와 관심사가 있다. 분명한 건, 건강을 잃으면 나열된 항목 중 제대로 할 수 있는 게 아무것도 없다는 것이다. 건강해야 돈을 벌고, 건강해야 삶을 좀 더 윤택하게 가꿔나갈 수 있기 때문이다.

"건강한 사람은 '다이어트'를 고민하지 않는다."

레벨에 따른 의식의 흐름

	생 각
초급자	다음 달부터 시작해야지
초중급자	다음 주부터 시작해야지
중급자	내일부터 시작해야지
중상급자	먹었으니까 움직여야지 먹을 거니까 움직여야지
상급자	어차피 매일 운동해서 먹는 것 따위 신경 쓰지 않음

상급자의 엄청난 위용을 보라. 저들이 남들보다 특별해서 위와 같은 사고를 하는 게 아니다. 건강해야 자기 삶의 더 많은 부분을 충족시킬 수 있기에, 그저 실행에 옮길 뿐이다. '운동, 영양, 휴식'을 수행과제가 아닌 일상으로 여기는 것이다. 물론, 쉬운 일이 아니다. 시간이 날 때마다 작은 실천부터 조금씩 해

나가다 보면 내 삶이 '건강'으로 조금씩 채워지는 게 보일 것이다. '건강'이라는 작은 목표가 당신을 거대한 사람으로 만들어 줄 거라 확신한다. 그러니 이 세 가지를 명심해라.

'잘 먹고, 잘 쉬고, 잘 움직이자!'

새로운 실수를 할 거야

실패를 원하는 사람은 없을 것이다. 어떤 일이든 그 분야의 최고까지는 못 가더라도 성공의 맛을 어느 정도는 보길 원한다는 얘기다. 그렇다면 '실패'라는 것의 기준은 뭘까? 그리고 사람들은 왜 그 '실패'를 두려워하는 걸까? 답은 간 단하고 명료하다. 실패의 기준은 자기가 '스스로 정하는 것'이며 실패가 두려운 이유는 '투자한 시간과 노력에 비해 얻은 게 없다고 느끼기 때문'이다.

우리는 수없이 많은 실패를 거듭하며 살아왔다. 물론, 앞으로도 그럴 것이 다. 나는 이 말을 꼭 먼저 하고 싶다.

"실패는 당연한 것이다. 이 당연한 걸 하지 않으면 그 어떤 누구도 완성될 수 없다."

'성공한 사람'보다 '성공하려는 사람'이 더 중요하다는 것이다. '하는'과 '하 려는'은 언뜻 비 비슷하게 들리지만 '하려는' 안에는 무언가를 이루기 위한 계 획이 포함되어 있다. 즉, 우리는 '다이어트'에 있어 아직은 불완전한 상태이기 때문에, 성공하기 위해 최선을 다해 노력하고 준비해야 한다는 걸 말하고 싶다.

❖ 다이어트에 '성공하려는' 사람이 되기 위한 몇 가지 팁

❶ 2년간은 넘어지고 부서질 각오를 하자

0세부터 2세, 그러니까 갓 태어난 아기가 두 발로 서서 자유롭게 걷고 뛰려면 적어도 2년이라는 시간이 필요하다. 앞으로 2년간 실패와 고통을 받아들일 자세가 되어 있다면 당신은 이미 절반의 성공을 한 셈이다. '누구보다 빠르게, 누구보다 많이' 빼고자 하는 마음으로 '2주 다이어트', '3개월 다이어트' 같은 것에 도전하는 사람들과는 그 출발선부터 다르다.

❷ 모든 이별은 고통스럽다

고통이 클수록 성공에 가까워지고, 아픔이 클수록 성장한다. '지방과의 이별'을 상상해 보았는가? 또는 '체중과의 이별'을 상상해 보았는가? 이별이라는 단어가 꼭 슬픈 단어인 것만은 아니다. 하지만 이별하기 위해서는 고통을 견딜 체력과 정신력이 필수다. 이 이별이 성공적으로 끝나는 날, 당신의 삶은 더욱 빛날 것이다.

❸ 좋은 실수는 어설픈 성공보다 낫다

'같은 실수'를 반복하면 문제가 된다. 그러나 '좋은 실수', '새로운 실수'는 전혀 문제가 되지 않는다. 예컨대 식단 조절을 하는 중에 군것질이 너무 하고 싶다? 하고 싶으면 해도 된다. 어제는 과자 한 봉지를 먹었는데 오늘은 반 봉지만 먹었다? 이것은 말 그대로 '좋은 실수' 즉, '발전'인 것이다. 자신에게 찾아올 새로운 실수를 즐겁게 맞이하자. 내일은 반 봉지보다 덜 먹는다면, 모레는 다시 그 반의 반을 먹는다면, 당신의 모습 또한 그만큼 변해갈 것이다.

❹ 맹신을 멀리하라

과유불급이라고 했다. 아무리 좋은 것도 과하면 해롭다는 것이다. 다이어트를 시작할 때 좋다고 생각하는 것들로만 가득 채우려고 하는데 이는 바람직한 접근 방법이 아니다. 닭가슴살과 고구마, 채소 같은 한 가지 식단에만 의존하는 경우, 하루에 두 번 이상 운동을 계획하는 경우, 특정 식품이나 제품을 맹신하는 경우, 주사나 약물 등 그릇된 방법에 빠지는 경우가 이에 해당한다. 성공사례의 단편적인 모습만 보고 좋다는 건 무조건 수용하려 들거나, 검증되지 않은 무언가에 현혹되어서는 안 된다는 것이다.

❺ 불완전한 자신을 받아들여라

당신의 불완전함을 인정해라. 그리고 완전함을 상상해라. 어떤 사람이 당신 앞에서 푸시업 100개를 정자세로 쉬지 않고 해버린다고 생각해보자. 인정하지 않을 수 없다. 첫째는 자신의 부족함을 인정해야 하고, 둘째는 이 사람도 처음에는 10개도 제대로 못 했다는 사실을 인정해야 한다. 그러니 걱정하지 마라. 매주 한 개씩만 늘리는 것을 목표로 하고 꾸준히 실천한다면 1년이면 푸시업 50개는 웃으면서 할 수 있다.

성공하는 사람이 되기 위해서는 '성공하려는 사람'의 모습으로 바뀌어야 한다. 성공하려는 사람들은 실수와 실패를 두려워하지 않는다. 설사 실패하더라도 빨리 잊고 또다시 찾아올 내일의 기회를 잡는다. 기억해라. 공든 탑도 무너질 수 있지만, 결코 '쉽게' 무너지진 않는다.

나는 차이고, 나는 악플 달렸다
(feat. 정명화, 정새미 회원)

'메타인지'란 '자기의 생각을 판단하는 능력'을 말한다. 조금 과장해서 말하자면 다이어트는 '메타인지'가 전부다. '메타인지 다이어트'에 대해 정확히 알고 있는 사람은 다이어트에 100% 성공한다. 심지어 그 사람은 이 책을 읽을 필요도 없다. 우리에게 아직은 조금 낯선 '메타인지 다이어트'에 대해 함께 알아보자.

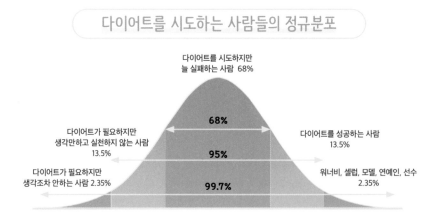

위 그림은 다이어트를 시도하는 사람들의 정규분포이다. 우측에 배치된 15%의 성공한 사람 중 '메타인지'가 형성되지 않은 사람은 단 한 명도 없다. 성공하기 위해서는 메타인지의 형성이 반드시 필요하다. 두 사람의 실사례를 통해 메타인지 과정을 살펴보자. 이 두 사람은 지금까지도 다이어트에 '성공 중'인 나의 실제 회원이다. 먼저 정명화 회원의 이야기다.

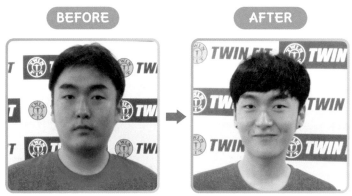

[정명화 회원의 운동 전과 후 - 출처 : 저자 제공]

2012년도의 일이다. 며칠 전 사랑하는 여자친구로부터 이별 통보를 받았다. 이유는 모르겠지만 거울 속 내 모습은 연애하기 전과는 너무도 달랐다. 늘어난 뱃살, 뱃살에 접히는 바지, 빵빵한 얼굴... 내가 봐도 게을러 보이는, 자신감이라곤 1도 찾아볼 수 없는 못난 나였다. '나의 바뀐 외모 때문에 헤어지자 했겠지' 그렇게 시간은 흘렀다. 무심코 본 TV 속 남자들은 하나같이 잘생기고 근육질이었다. 나도 저들처럼 되고 싶지만, 용기가 나지 않았다. 다이어트는 나와 거리가 먼 소설 같은 이야기로만 존재했던 것이다. 그러던 어느 날 군 복무 시절의 사진을 발견했다. 날렵하고 자신감도 넘쳐 보였다. 그날 이후 나는 계속 상상했다. 그리고 더 늦기 전에 하루라도 빨리 내 모습을 바꿔야겠다고 다짐했다. 그렇게 마음을 먹고 다이어트를 시작했다. 나는 본격적으로 다이어트를 시작하기 전 준비해야 할 것들을 하나씩 체크했다.

아래는 당시 정명화 회원과의 상담 내용을 정리한 것이다.

[회상]

❶ 과거 2년의 군 생활을 통해 10kg을 감량했다.

❷ 가족력(당뇨, 고혈압)이 있어서인지 운동을 하면 금방 지치거나 피로감이 찾아왔다.

❸ 군대 훈련 중 행군이 가장 힘들었고, 유산소 운동에 유독 약한 모습을 보였다.

❹ 위 내용을 종합해보니 '힘들거나 못하는 것을 했을 때 감량에 성공'했다는 걸 깨달았다.

[전략]

❶ 2년간 10kg 감량했으니, 2년간 최소 10kg 이상 감량을 목표로 한다.

❷ 군 생활을 하며 체중을 감량할 수 있었던 요인은 다름 아닌 '규칙적인 생활'이었다. 매일 운동이나 훈련이 있었던 것도 아니고, 소위 '짬밥'은 다이어트 식단이 될 수 없기에 '규칙적인 생활'이 아닌 다른 이유는 찾을 수 없다. 그러므로 취침 시간과 기상 시간을 지키기 위해 노력한다. 또한 군대 생활에서 못했던 식단관리와 운동, 특히 유산소 운동을 좀 더 체계적으로 구성한다.

(세부 전략: 기상은 7시, 취침은 12시로 한다. 아침에는 공복 유산소 운동(줄넘기 20분)을 하고 호밀 빵 하나에 땅콩잼을 바르고 달걀 프라이 하나를 넣어 단백질 쉐이크와 먹는다. 점심은 일반식으로 먹되, 탄수화물의 양을 반으로 줄이고 반찬도 적당히 먹는다. 국이나 찌개는 되도록 건더기 위주로 먹는다. 저녁에는 푸시업 50회, 스쾃 100회, 싯업 100회를 한 뒤 닭가슴살 한 덩이와 고구마 한 개, 그리고 야채 한 접시를 먹는다.)

❸ 그 외 친구들과의 약속은 최대한 피하고, 불가피한 모임이 있는 날에는

운동을 두 배로 하고 나가거나 다음 날 두 배로 한다.

❹ 이 실천을 최소 1년간 지속하며 부족한 부분은 계속 관찰, 기록한다.

이렇게 2개월을 스스로 지속하던 중 신체의 뚜렷한 변화가 없어 결국 나를 찾아왔다. 이 회원을 다시 만난 자리에서 나는 자신 있게 이렇게 말했다.

"다이어트 성공 미리 축하드립니다. 앞으로 멋진 날들만 있을 거예요."

정명화 회원은 조금 당황한 듯 고개를 갸우뚱했다. 내가 이렇게 확신할 수 있었던 이유는 바로 다이어트를 대하는 '메타인지'가 명확하고 분명했기 때문이다. 그 근거를 하나씩 살펴보면 다음과 같다.

첫째, 본인의 수준과 상황을 제대로 파악하고 있다.
둘째, 목표와 계획이 현실적이고 구체적이다.
셋째, 자신에게 부족한 부분이 무엇인지 잘 알고 있다.
넷째, 부족함을 극복하려는 태도를 함양하고 있다.

여러분이 어떻게 받아들일지는 모르겠지만, 다이어트를 원하는 분들과 상담하다 보면 그 사람의 '성공과 실패'가 삼십 분 내에 판가름 난다. 이는 '자신에 대해 알고 있는가', 혹은 '그렇지 않은가'의 문제라고 볼 수 있다.

"저 한 달 동안 몇 키로나 뺄 수 있어요?"
"48kg까지 빼려면 얼마나 걸려요?"
"10kg만 빼고 싶은데, 뭐부터 하면 돼요?"
"다른 곳은 괜찮고 종아리랑 얼굴 부기만 빼고 싶은데 뭘 하면 될까요?"
"프로필 촬영할 건데, 3개월 안에 가능한가요?"

그동안의 경험상 이런 질문부터 시작하는 사람은 대부분 실패한다. 성공하는 사람은 자신의 단점이나 부족한 부분을 구체적으로 설명할 줄 알고, 자신이 정해놓은 계획과 방법들에 대해 '자문'을 구한다. 질문만 보았을 때는 어떤 부분이 잘못되었는지, 어느 부분에 문제가 있는지 찾기 어려울 것이다.

'아무런 기준 없이 남들이(도) 했으니까…'

과정이 어찌 되었건 결과만 중요시하는 사람들은 '다이어트를 해야 하는 이유'의 본질을 묻지 않은 채 방법만을 갈구하게 된다. 결국 목표 외에 준비된 것이 하나도 없기에, 실패의 요인을 타인이나 환경으로 돌리게 되는 것이다. 물론 여기까지도 별문제가 되지 않는다. 가장 큰 문제는 이러한 실수와 실패를 한 뒤에도 자신의 문제점을 고찰하지 않고 끊임없이 실수를 반복한다는 것이다.

상담을 통한 유형 분석

다이어트에 성공하는 유형	VS	다이어트에 실패하는 유형
자신만의 구체적인 목적과 목표가 존재한다		자신의 목표가 아닌 타인의 결과물을 자신에게 투영 시킨다
결과만큼 과정을 중요시 여긴다		결과만 중요할 뿐 과정은 생각하지 않는다
자기 객관화가 잘 이루어져 있으며 인정을 잘한다		불필요할 정도로 자신을 과대평가 한다
계획이 뚜렷하며 조언을 얻으려는 열린 자세가 있다		목표만 있을 뿐 계획이 불분명하거나 없다
자립성이 강하며, 능동적이다		타인에게 의존적이며, 수동적이다

나는 이것을 '자신을 인정하는 모습'이라고 표현하고 싶다. 트레이너는 상담을 받으러 온 사람들 대부분이 자신에게 필요한 것이 무엇인지 모른다고 상정한

후 상담을 시작한다. 이를 끌어내는 것 또한 트레이너의 역할이기 때문이다. 그들의 사정과 상황들을 90% 이상은 이해하고 있지만, 자신을 끝까지 인정하지 않거나 애초에 들을 생각이 없는 사람들에게는 아무리 떠들고 설명해 봤자 소용없다는 것 또한 잘 알고 있다. 전문가가 할 수 있는 건 몰랐던 부분을 눈높이에 맞게 설명하고, 필요한 게 있다면 그 요소만 알려주고 제시해줄 뿐이다.

정명화 회원의 이야기로 다시 넘어가서, 이 회원 같은 경우 스스로에 대한 판단과 그것을 뒷받침해줄 계획이 명확했기에 나는 몇 가지 요소만 수정·보완하며 상담을 이어갔다.

❶ 건강검진을 통해 현재의 본인의 상태와 가족력이 어떠한 연관성을 가졌는지 확인할 것.
❷ 생활 패턴을 이어가되, 식단과 운동의 방향을 일부 수정할 것.
❸ 획일화된 식단으로 자칫 매너리즘에 빠질 수 있으니 교환과 대체를 통해 식단의 다양성을 갖출 것.
❹ 운동 강도의 정체는 몸의 변화를 정체시킬 수 있으니, 강도를 점진적으로 늘리며 과부하의 원리를 적용할 것.

이렇게 잡아놓은 틀 안에서 실천을 꾸준히 이어갔다. 물론, 어려움도 있었다. 건강검진 후 알게 된 당뇨 때문에 만족할 만한 결과를 얻는 데 두세 배의 시간이 더 필요했다. 하지만 이는 큰 문제가 되지 않았다. 식습관을 개선하고, 운동 또한 그에 맞는 강도와 형태로 바꿔 5개월 이후부터는 감량이 꾸준히 이어졌다. 그 결과, 1년 동안 무려 20kg 이상을 감량하고 당뇨로부터 완전히 벗어날 수 있었다. 10년이 지난 지금도 그때의 상태를 잘 유지하고 있다. 아니, 10년 전보다 더 건강하고 자신감 넘치는 모습으로 30대의 삶을 이어나가고 있다. 만약 이 회원이 초반 6개월의 시간을 견디지 못하고 포기했으면 어떻게 되었을까? 20kg 이상의 감량도 없었을 것이며, 당뇨로 고생하며 지금까지도 전전긍

궁하며 살아가고 있을 것이다. 11년 전의 선택은 건강과 행복, 그 이상의 변화와 기쁨을 가져다주었다.

○ ○

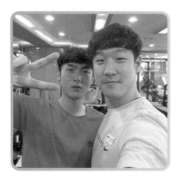 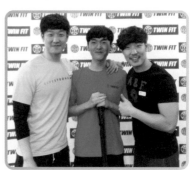

[정명화 회원과 김재환·김재헌 코치 - 출처 : 저자 제공]

　다음은 여성 회원의 사례다. 이분은 남성 회원의 경우와는 많이 달랐다. 오프라인으로 직접 대면하지 않고 '온라인 트레이닝'을 통해 만나게 된 인연이라 더욱 그랬다. 온라인 트레이닝은 소통할 수 있는 시간이 그리 많지 않고, 집중적인 관리가 어려운 게 사실이다. 나 역시 2014년 처음 온라인 트레이닝을 시작할 때 '과연 온라인으로 진행하는 게 효과가 있을까?' 하는 의구심을 품었으니 말이다. 하지만 막상 뚜껑을 열어보니 이 모든 것이 쓸데없는 걱정이었음을 알게 되었다. 효과는 오프라인이나 온라인이나 다를 게 없었고(오히려 온라인이 더 좋았고) 성공 확률도 더 높았다. 이 같은 결과에는 '메타인지'가 깊이 관여하고 있었다.

　사람들은 보통 '나도 다이어트 성공하고 싶어!'라는 생각으로 다이어트를 처음 시작한다. 하지만 여기서 '스스로 할 수 있는 사람'과 '스스로 할 수 없는 사람'이 바로 구분된다. 방법을 모르면 전문가가 얼마든 가르쳐줄 수 있다. 그

러나 다이어트를 하고자 하는 의지가 부족하면 24시간 옆에서 케어하지 않는
이상 개선이 불가능하다. 그렇다면 이 '의지'를 어떻게 보완할 수 있을까? 답은
'메타인지'에 있다. '메타인지'를 통해 스스로 상황을 깨닫게 만들어 답을 내리
는 것이다. 질문에 따라 자신이 처한 환경을 따져봐야 할 것이고, 성공을 위해
서 반드시 포기해야 하는 '무언가'를 생각해야 할 것이다. 그렇게 나온 결론과
답을 내 일상에 적용시키면서 습관을 만들면 되는 것이다. 그것이 '메타인지'
를 통해 수립된 온전한 '나만의 계획'이다.

어찌 보면 살을 뺄 수 있는 음식과 운동은 정답처럼 드러나 있다. 이렇게
잘 짜인 식단과 운동 영상을 토대로 개인의 상황에 맞게 '어떻게 적용하고 실
천할 것인가?'를 고민하고 계획하면 되는 것이다.

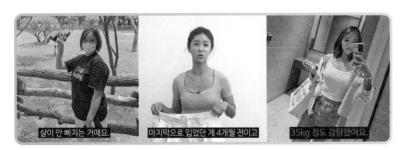

[정새미 회원의 운동 전과 후 - 출처 : 저자 제공]

정새미 회원의 경우에는 처음부터 '메타인지'가 잘 형성된 건 아니었다. 다
만 대화를 통해 본인이 잘하고 못하는 것을 정확히 인지하고 있고, 주어진 환
경과 상황을 적극적으로 활용하고자 하는 의지가 있음을 알게 되었다. 상담 내
용을 요약하면 다음과 같다.

[다이어트를 해야 하는 이유]

❶ 암을 극복하고 아이에게 건강한 가정을 선물하기 위해
❷ 자존감을 높이고 출산 전의 모습으로 되돌아가기 위해

[잘하는 것]

❶ 환경과 시간을 온전히 '내 것'으로 만들어 활용하기.
❷ 짧게는 하루, 길게는 1주일의 일정을 계획하고 추진하기.
❸ 사소한 일이라도 확실하게 마무리하기.

[못하는 것]

❶ 일정한 시간에 하는 규칙적인 운동 (육아 때문)
❷ 철저한 식단관리 (역시 육아 때문)
❸ 의지 불태우기 (육아로 인한 체력 고갈)

정새미 회원은 육아로 인해 많이 힘들어했지만, 그 상황을 극복하기 위해 끊임없는 고민과 노력을 했다. 관리가 제대로 이루어지지 못하는 날에는 할 수 있는 가장 작은 실천을 통해 습관을 이어나갔고, 이는 자존감 회복에도 큰 역할을 했다. 결국 5개월간 35kg 감량에 성공했고 무엇보다 암 센터 정기 검진에서 좋은 결과를 얻어, 돈으로도 매길 수 없는 값진 선물을 받게 되었다.

위 사진은 내가 운영하는 온라인 클래스 광고에 출연한 정새미 회원의 모습인데, 이 광고에 얽힌 재미있는 에피소드가 하나 있다. 드라마틱한 결과 때문인지 광고 인터뷰에 수많은 댓글이 달린 것이다. 우리가 함께 흘린 땀과 눈물을 비웃기라도 하듯 '육아맘은 아닌 듯', '에이, 원래 운동하던 사람이겠지', '온

라인 트레이닝? 웃고 있네', '모델 섭외해서 뭐 하시나요?' 등의 악의성 댓글
이 주를 이뤘고, 나는 나를 믿고 따라와 준 소중한 회원과 그 결실이 이런 식으
로 폄하되는 게 싫어 광고를 내리자고 제안하였다. 하지만 정새미 회원의 생각
은 완전히 달랐다.

"저는 괜찮아요, 선생님. 남들이 믿지 못할 만큼의 노력을 했다는 걸 다시
금 깨닫게 되어 오히려 기쁜걸요! 광고에 암 투병 얘기는 안 넣었는데, 이거까
지 넣었으면 저 사람들 짜고 친다고 더 난리였을 거예요. 기적의 삶을 살게끔
해주셔서 감사해요, 선생님. 아직 믿지 못하는 사람들에게 작은 희망이 되고
싶어요. 우리가 함께 이뤄낸 많은 일들이 결코 거짓이 아니니까요. 앞으로 더
잘 먹고, 더 잘 쉬고, 더 잘 움직일게요!"

나는 이 경험을 통해 '메타인지'를 더욱 신뢰하게 되었다. 결국 '메타인지
다이어트'는 이 세 가지로 수렴된다.

첫째, 자신을 '인정'하고 '판단'하자.
둘째, 자신의 상황에 맞는 현실적인 '계획'을 세우자.
셋째, 이를 수정·보완하면서 습관으로 만들자.

이 세 가지만 제대로 학습하고 적용한다면 다이어트에 성공할 수밖에 없는
나만의 원칙과 계획을 만들 수 있다. 이를 쉽게 적용할 수 있는 또 하나의 대표
적인 것이 바로 연꽃 기법이라 불리는 '만다라트'다. 이는 미래에 대한 구체적
인 계획표가 되기도 하고, 내가 모르고 있던 삶의 본질도 파악할 수 있는 도구
이기도 하다. 잘 활용하기만 하면 나만의 '다이어트 메타인지'를 확인하는 데
많은 도움을 받을 수 있다. 기존에는 하나의 핵심 목표를 기준으로 이를 해결
하기 위한 보조 핵심 목표 8가지를 직접 설정하여 작성했다면, 내가 만든 '다이
어트 만다라트'에는 다이어트 성공이라는 핵심 목표와 8가지 보조 핵심을 미

리 정해놓았으며, 그 보조 핵심 주제에 맞는 내용만 각자 써보는 것이다. 먼저 기존의 만다라트를 살펴보자.

기존 만다라트 작성 방법

핵심1을 달성하기 위한 방법 1	핵심1을 달성하기 위한 방법 2	핵심1을 달성하기 위한 방법 3	핵심2를 달성하기 위한 방법 1	핵심2를 달성하기 위한 방법 2	핵심2를 달성하기 위한 방법 3			
핵심1을 달성하기 위한 방법 4	보조 핵심1	핵심1을 달성하기 위한 방법 5	핵심2를 달성하기 위한 방법4	보조 핵심2	핵심2를 달성하기 위한 방법5		보조 핵심3	
핵심1을 달성하기 위한 방법 6	핵심1을 달성하기 위한 방법 7	핵심1을 달성하기 위한 방법 8	핵심2를 달성하기 위한 방법 6	핵심2를 달성하기 위한 방법 7	핵심2를 달성하기 위한 방법 8			
			보조 핵심1	보조 핵심2	보조 핵심3			
	보조 핵심4		보조 핵심4	핵심 목표	보조 핵심5		보조 핵심5	
			보조 핵심6	보조 핵심7	보조 핵심8			
	보조 핵심6			보조 핵심7			보조 핵심8	

메이저리거 오타니 쇼헤이의 만다라트 실제 사례

몸관리	영양제 먹기	FSQ 90kg	인스텝 개선	몸통 강화	축 흔들지 않기	각도를 만든다	위에서 부터 공을 던진다	손목 강화
유연성	몸 만들기	FSQ 130kg	릴리즈 포인트 안정	제구	불안정 없애기	힘 모으기	구위	하반식 주도
스테미너	가동역	식사 저녁7숟갈 아침3숟갈	하체 강화	몸을 열지 않기	멘탈을 컨트롤	볼을 앞에서 릴리즈	회전수 증가	가동력
뚜렷한 목표·목적	일희일비 하지 않기	머리는 차갑게 심장은 뜨겁게	몸 만들기	제구	구위	축을 돌리기	하체 강화	체중 증가
펀치에 강하게	멘탈	분위기에 휩쓸리지 않기	멘탈	8구단 드래프트 1순위	스피드 160km/h	몸통 강화	스피드 160km/h	어깨주변 강화
마음의 파도를 안만들기	승리에 대한 집념	동료를 배려하는 마음	인간성	운	변화구	가동력	라이너 캐치볼	피칭 늘리기
감성	사랑받는 사람	계획성	인사하기	쓰레기 줍기	부실 청소	카운트볼 늘리기	포크볼 완성	슬라이더 구위
배려	인간성	감사	물건을 소중히 쓰자	운	심판을 대하는 태도	늦게 낙차가 있는 커브	변화구	좌타자 결정구
예의	신뢰받는 사람	지속력	긍정적 사고	응원받는 사람	책읽기	직구와 같은 폼으로 던지기	스트라이크 볼을 던질 때 제구	거리를 상상하기

만다라트를 작성하는 기존의 방법을 확인 후, 세계적인 야구 선수 오타니 쇼헤이의 만다라트를 살펴보자. 오타니는 고교 시절 '8구단 드래프트 1순위'를 목표로 본인이 키워나가야 할 역량을 8가지로 세분화하여 만다라트를 작성했다. 이를 목표로 끊임없이 노력한 끝에 2년 만에 일본 최고의 팀은 물론 메이저리그의 제의도 받게 된다. 결국 오타니는 6,600억 원이 넘는 몸값(2023년 기준)을 자랑하는 세계적인 선수로 거듭났으며, 지금도 150년 전통의 메이저리그 기록을 갈아치우며 야구계의 새 역사를 쓰고 있다.

여기서, 보조 핵심의 '인간성'과 '운'을 그냥 지나칠 수가 없다. 세계적인 선수가 되기 위해서 '인간성'과 '운'이란 요소가 필요해 보이긴 하는데, 자신의 목표를 달성하는 데 몇 안 되는 핵심 요소로 넣을 만큼 중요한가 하는 의문이 들기도 한다. 하지만 결과가 말해준다. 세계적인 선수가 되었음에도 경기장의 쓰레기를 줍는 모습, 인사며 사진이며 한 명의 팬이라도 더 챙기려는 모습은 오타니의 가치를 더 높은 곳으로 끌어올리기에 충분했다. 이는 사생활과 인성 문제로 몰락하는 여느 스타들과는 다른 모습이었으며, 팬들은 오타니의 바람직한 행보에 더욱더 열광했다.

우리라고 오타니가 되지 말라는 법은 없다. 이루고자 하는 간절한 핵심 목표 한 가지와, 이를 뒷받침하는 8가지의 보조 핵심들을 자신과 잘 연결 짓는다면 성공적인 다이어트에 한 걸음 더 가까워질 수 있다. 우리의 핵심 코어는 '다이어트 성공'이며 8가지 보조 핵심은 자아, 인정, 실천, 상상, 자존감, 장·중·단기다. 각각의 보조 핵심 영역에는 다시 8가지의 항목을 작성할 수 있는데, 8가지를 의무적으로 작성할 필요는 없고 나에게 반드시 필요한 내용들만 정리해서 작성하면 된다(최소 3~4개 이상의 내용을 작성하는 것을 추천).

순서는 내가 제시한 순서대로 작성하는 것을 권장하며, 잘 이해되지 않는 부분은 예시를 참고하도록 한다. 무엇보다 가장 중요한 것은 바로 '나와 연결 짓기'다. 예시에만 의존할 경우, 내 것이 아니기 때문에 그 방향과 계획이 변질될 수 있음을 명심하자.

다이어트 만다라트의 예시

자존감을 높이고 싶어서	건강해지고 싶어서	인정받고 싶어서	한 달 동안 약속 거절하고 관리하느라 고생했어	2주일 동안 금주에 성공한 모습 칭찬해	거울속의 식스팩이 정말 자랑스러워	규칙적인 생활	적극적이고 활동적인 마인드	3개월 이상 실천하기
맘에 드는 옷을 맘껏 입고 싶어서	[자아] 다이어트를 해야만 하는 간절한 이유	맘에 드는 이성을 만나고 싶어서	단체 사진 속에서 너의 모습이 가장 돋보였어	[자존감] 나의 모습을 예상해서 미리 칭찬하기	누군가에게 고백 받는 일이 이렇게 짜릿하고 즐거운 일이라니	스케줄 관리	[실천] 성공을 위해 반드시 실천 해야하는 것	야식 줄이기
면접 합격	맛있는 것을 맘껏 먹고 싶어서	누군가의 코를 납작하게 만들어주고 싶어서	운동은 못해도 스트레칭이라도 하는 너의 모습이 존경스러워	너의 건강한 모습 이 주변 많은 사람들에게 긍정적인 영향을 끼쳤어	아무나 소화하기 힘든 옷인데 이렇게 잘 어울리다니 멋져	운동 실천	식단 관리	음주량 줄이기
인생샷 찍기	여행가서 먹고싶은 것들 맘껏 먹기	사람들에게 인정받고 칭찬받기	[자아] 다이어트를 해야만 하는 간절한 이유	[자존감] 나의 모습을 예상해서 미리 칭찬하기	[실천] 성공을 위해 반드시 실천 해야하는 것	잠이 많음	게으름	끈기 부족
멋지고 이쁜 옷들 쇼핑하기	[상상] 내가 궁극적으로 원하는 모습을 상상하기	면접에 합격해서 취업 성공하기	[상상] 내가 궁극적으로 원하는 모습을 상상하기	다이어트 성공	[인정] 그동안의 나의 문제점 또는 실패 요인	약속이 많음	[인정] 그동안의 나의 문제점 또는 실패 요인	TV보면서 야식 먹는 것을 좋아함
누군가에게 고백 당하기	멋진 모습으로 즐겁게 레저 스포츠 즐기기	아프지 않고 에너지 넘치는 나의 모습	[장기계획] 12개월 이내의 계획 또는 목표	[중기계획] 6개월 이내의 계획 또는 목표	[단기계획] 1개월 이내의 계획 또는 목표	운동을 싫어함	식사 속도가 빠르고 과식과 폭식을 자주함	음주량과 빈도가 많음
연말에 친구 혹은 지인들과 모임 갖기	여행가서 최고의 인생샷을 찍어야지	프로필 사진 촬영하기	체중 00kg 달성하기	1주일에 4회 이상 운동 실천하기	3개월 이상 실천하기	매일 나를 칭찬하기 (가장 작은 실천부터 매일 꼭 하기)	1주일에 3회이상 운동 실천하기	매일 한 끼니는 건강한 다이어트 식단으로 섭취하기
1일 1운동 실천하기	[장기계획] 12개월 이내의 계획 또는 목표	체지방률 00% 만들기	'달라졌다'는 이야기 듣기	[중기계획] 6개월 이내의 계획 또는 목표		1주일에 딱 한번만 외식하기 혹은 음주하기	[단기계획] 1개월 이내의 계획 또는 목표	스트레칭은 매일하기
출산 계획하기						기록하는 습관 만들기		

위에서 말했다시피 빈칸을 억지로 채우지 않아도 되니, 솔직하게 작성해 보자. 그리고 이것을 촬영해 핸드폰 배경 사진으로 해두거나, 출력 후 눈에 잘 띄는 곳에 비치해 두자. SNS에 올려도 좋고, 사람들에게 이 상황을 알리는 것도 추천한다. 내가 작성한 '다이어트 만다라트'를 보고 누군가 비웃거나 비아냥 거린다면 그것은 또 하나의 좋은 동기부여가 될 것이다. 그렇게 훗날 성공을 맛 본다면 당신의 자존감은 더욱더 높아지고, 잠시라도 당신을 비웃었던 사람들 은 당신을 인정하지 않으려야 않을 수 없을 것이다.

다이어트 만다라트 작성

	[자아] 다이어트를 해야만 하는 간절한 이유			**[자존감]** 나의 모습을 예상해서 미리 칭찬하기			**[실천]** 성공을 위해 반드시 실천 해야하는 것	
			[자아] 다이어트를 해야만 하는 간절한 이유	**[자존감]** 나의 모습을 예상해서 미리 칭찬하기	**[실천]** 성공을 위해 반드시 실천 해야하는 것			
[상상] 내가 궁극적으 로 원하는 모습 을 상상하기			**[상상]** 내가 궁극적으 로 원하는 모습 을 상상하기	**다이어트 성공**	**[인정]** 그동안의 나의 문제점 또는 실패 요인		**[인정]** 그동안의 나의 문제점 또는 실패 요인	
			[장기계획] 12개월 이내의 계획 또는 목표	**[중기계획]** 6개월 이내의 계획 또는 목표	**[단기계획]** 1개월 이내의 계획 또는 목표			
	[장기계획] 12개월 이내의 계획 또는 목표			**[중기계획]** 6개월 이내의 계획 또는 목표			**[단기계획]** 1개월 이내의 계획 또는 목표	

물론 이걸 작성한다고 해서 다 성공하는 건 아니다. 이는 어디까지나 '다이어트 성공'으로 갈 수 있는 나만의 '지름길'일 뿐이다. '얼마나 꾸준히 실천할 수 있느냐'가 관건인데 이 과정을 견뎌낸다면 100% 성공한다고 자신 있게 말할 수 있다. 하지만 우리는 이미 알고 있다. 삶의 여러 변수와 어쩌지 못하는 상황으로 '완벽한 실천'은 거의 불가능하다는 것을….

그렇다고 미리 겁먹을 필요는 없다. 실천 1개월 후, 짧은 시간이지만 복기를 통해 부족함과 개선 사항들을 선별, [실천]-[인정]-[단기 계획]의 붉은 부분을 수정·보완하면 된다. 만약 실패한다고 해도 이 과정 자체가 훗날 엄청난 동기부여가 될 것이다. 다이어트에 실패하는 이유를 명확하게 알 수 있고, 어떤 환경과 요소가 자신을 성공으로 이끄는지 분명하게 확인할 수 있기 때문이다. 여전히 다이어트 정보 부족이나 무지로 인해 실패했다고 생각하는가?

"모르는데 아는 척하는 것도 위험하지만, 더 위험한 건 내가 모른다는 사실조차 모르고 있는 것."

이것이 '메타인지'의 핵심이다. '나도 다이어트할 거야', '나도 프로필 촬영할 거야', '나도 개인 레슨 받아서 살 뺄 거야' 같은 의미 없는 말은 더이상 하지 말자. 내 스스로의 생각과 판단에 힘을 실어주도록 하자. 그 작은 실천과 노력이 당신의 '터닝 포인트'가 될 것이다.

살을 빼려면 자유를 반납하세요

인간은 누구나 자유를 갈망한다. 하지만 슬프게도 자유를 포기할 때 우리는 더 많은 것을 얻을 수 있다. 공부를 잘하기 위해서는 잠을 포기하며 공부해야 하고, 진급을 위해서는 때로 주말을 반납하며 일해야 한다. 분명한 건, 이 모든 것은 '선택'이다. 삶의 기회비용을 저울질해가며 스스로 선택한 결과물이라는 것이다. 노력하지 않고, 투자하지 않고, 땀흘리지 않고 얻고자 한다면 그건 요행이나 바라는 무능력한 사람이다. 이를 다이어트에 적용해보자.

❶ 운동하지 않아도 살을 뺄 수 있다.
❷ 먹고 싶은 음식을 마음껏 먹어도 살을 뺄 수 있다.
❸ 술, 담배를 해도 건강하게 오래 살 수 있다.

어떤 생각이 드는가? 생각만 해도 행복하고 짜릿하지 않은가? 하지만 안타깝게도 우리는 두 마리 토끼를 잡을 수는 없다. 지금부터 하는 얘기를 마음속에 잘 새기고 살아간다면 당신의 인생이 조금이나마 바뀔 것이다.

우리 모두에게는 자유가 통제되는 시간이 종종 찾아온다. 대표적으로 여성의 경우에는 임신과 출산, 남성의 경우에는 군대를 꼽을 수 있다(예를 든 것이니 오해 없길!). 임신의 경우 환희와 축복의 순간을 건강하게 맞이하기 위해 적어도 10개월은 자극적인 음식과 술, 담배, 카페인 등을 자제해야 한다. 그 노고와 희생의 시간 덕분에 산모와 아기 모두 건강한 순간을 맞이할 수 있는 것이다. 군대도 마찬가지다. 짧게는 1년 6개월에서 길게는 1년 10개월까지, 기상 시간과 취침 시간, 식사 시간까지도 통제된다(과거에 비해 편해졌다지만 그래도 군대는 군대다).

그렇게 시간이 흐를수록 신체와 정신이 강인해지고 이상적인 건강 상태에 도달하게 되는 것이다. 뚱뚱해서 움직임이 둔하던 사람도, 평소 너무 말라서 고민이었던 사람도 자유가 통제된 생활을 통해 건장한 남성으로 거듭난다. 이들을 변화시키는 주된 요인은 무엇일까? 짬밥이라고 말하는 군대 식단(엄청난 양의 흰쌀밥과 소금, 설탕으로만 간이 된 반찬과 국)일까? 아니면 규칙적인 운동과 단체 생활일까? 이런 부분도 무시할 수 없겠지만, 핵심은 희생과 맞바꾼 '자유'에 있다.

만약 이들에게 자유가 허락된다면 어떻게 될까? 산모가 술, 담배, 카페인에 노출된다면 건강한 아이를 낳을 수 있을까? 군인에게 자유로움을 허락한다면 국방력이 유지될까? 좀 더 현실적인 이야기를 해보자. 다음 중 어떤 사람이 더 건강한가? (세계보건기구(WHO)는 '건강'을 육체적, 정신적, 사회적 안녕으로 정의하지만 아래의 예시는 신체적 건강만을 기준으로 한다)

ⓐ 범죄를 저질러 교도소에 수감된 수감자
ⓑ 먹는 것과 운동의 자유를 누릴 수 있는 스트레스 받는 회사원

둘 중 어느 쪽이 건강한 신체에 더 가깝다고 생각하는가? 수감자의 교화를 위해 존재하는 교도소는 군대와 비슷한 구조를 지니고 있다. 일정한 시간의 기상과 취침, 식사, 적당한 운동 등으로 미루어 볼 때 이들의 건강 상태는 앞서 설명한 군인들과 크게 다르지 않을 거라 예상된다. 금주, 금연을 해야 하고 마약도 통제되며 영양사가 잘 짜놓은 식단표를 기준으로 적절한 양을 규칙적으로 섭취하기 때문이다.

반면, 누구보다 건강하고 행복해야 할 수많은 사회인들이 이 '자유'로 인해 건강을 해치고 있다면, 그래도 이 자유가 마냥 유익하기만 한 것일까? 물론 이렇게 될 수밖에 없는 환경적, 사회적 문화가 존재하는 것도 사실이다. 배달 앱을 통해 클릭 한 번이면 따뜻하고 맛있는 음식이 문 앞까지 배달되는 세상에서 야식과 과식, 폭식으로 스트레스를 푸는 사람들 또한 늘고 있다.

사람들은 늘 먹는다. 축하하니까 먹고, 기분 좋으니까 먹고, 슬프고 짜증 나니까 먹고, 외로워서 먹는다. 회식이나 외식 문화도 빼놓을 수 없다. 특히 회식의 경우(코로나19 이후 많이 나아졌지만) 2차, 3차는 기본이다. 한때는 '이러한 외식 문화가 유지되고, 자극적이고 맛있는 음식들이 더 많아져야 사람들이 살찔 것이고, 그래서 운동하려는 사람들이 많아지면 나는 부자가 되겠다'라고 생각한 적도 있다. 우스갯소리로 배달 앱과 거리에 즐비한 음식점들이 우리의 협력 업체라 말하고 다니기까지 했다. 다이어트에서 '자유'라는 것은 어쩌면 '필요악'인지도 모르겠다.

바로 앞에서 두 마리 토끼를 잡을 수 없다고 단호하게 얘기했는데, 말을 좀 바꾸겠다. 우리는 두 마리 토끼를 잡을 수 있다. 그 유일한 방법을 소개한다.

❶ 운동은 하루 10분으로 시작해 1주일에 10분씩, 60분까지 늘린다. (주 3회)

❷ 외식비용을 줄이고, 배달 앱을 지우고, 평소에는 최대한 가볍게 먹는다.

❸ 음주의 양과 횟수를 줄이고, 흡연도 니코틴 함량이 낮은 걸로 바꾸거나 빈도를 줄인다.

누군가에겐 불가능할 것 같은 목표이고, 또 누군가에게는 너무나 쉬운 목표일 수도 있다. 이는 자신에게 주어진 자유를 '통제'할 수 있느냐, 없느냐의 문제인 것이다.

'또 뻔한 솔루션이네?'
'좀 더 재미있고 색다른 솔루션은 없나?'

아직도 이런 생각을 가졌다면 당신은 다이어트를 시작할 수 없고, 시작해서도 안 되는 사람이다. 일주일에 세 번만 10분씩 운동해서 매주 10분씩 늘려 6주 동안 실천하면 60분의 운동을 지속할 수 있는 체력을 만들 수 있다. 가볍게 먹고자 한다면 식사 전 음식을 덜어놓을 수도 있고, 작은 식판을 사용할 수도 있고, 젓가락으로 아주 천천히 먹을 수도 있다. 식사량을 자연스럽게 통제하는 것이다. 음주와 흡연, 카페인 섭취도 마찬가지다. 우리가 알고 있는 대다수의 연예인이나 셀럽들이 이와 같은 방법으로 다이어트에 성공했다. 이들이라고 뭐 특별한 게 있었을까? 환경이 뒷받침돼서, 경제적 여유가 많아서, 그래서 성공했을까? 결코 그렇지 않다. 그들은 이러한 방법으로 지금도 두 마리 토끼를 잡고 있으며, 자유를 통제하고 관리한다.

그렇다면 이제, 우리는 어떤 모습인가? 10분의 운동으로 시작해 점차 시간과 강도를 늘리려고 노력해 보았는가? 어제 과식했다면 오늘은 가벼운 식단으로 균형을 맞추려고 노력해 보았는가? 필요 이상의 음주, 흡연, 커피, 음료, 군것질을 조금씩이라도 줄이려고 노력해 보았는가? 그들과 우리의 차이는 정확히 이 정도의 차이일 뿐이다. 우리는 육체적으로도 건강해야 하지만 사회적, 정신적으로도 건강해야 한다. 자신만의 룰을 통해 자유를 조금씩만 통제해보자.

야식이나 배달 음식을 일주일에 5회 이상 먹었다면 이번 주는 4회, 그다음 주는 3회로 줄여가며 체크해보자. 음주나 군것질이 문제였다면 양과 빈도를 줄여가며 체크해보자. 이 모든 실천은 생각보다 어렵지 않다. 스마트폰 메모장이나 달력에 O, X 혹은 그날의 만족도나 성공률을 숫자로 기입해보는 것도 좋다. 그렇게 변해가는 자신을 통해 자신감을 얻으면 그 자신감이 또 다른 동력으로 작용할 것이다. 이것이 자유와 통제의 적절한 조화이자 균형이다.

'다이어트에 실패하는 사람'들의 대부분은 이렇게 생각한다. '재미없으니까 안 해', '내 스타일과 맞지 않으니까 안 해' 그렇다면 얼마든 자유를 선택해도 된다. 선택은 자기 몫이고, 책임 역시 자기 몫이니까.

4만 원이면 사람도 살린다

오늘부터 다이어트를 시작한다면 당신은 무엇을 먼저 할 것인가? 운동복을 재정비한다든가 식단을 준비한다든가 운동 계획을 세울 수도 있을 것이다. 또는 약속을 조율하기도 하고 멘털을 바로잡기 위해 주변 환경을 개선하거나 미용, 피부 케어 등을 통해 내 모습에 변화를 주려 노력할 것이다. 만약 이 책을 읽는 사람 중 다이어트 전 건강검진을 받은 적이 있거나 건강검진을 먼저 계획한 사람이 있다면 칭찬해주고 싶다. 이는 가장 올바르고 완벽한 '출발'이기 때문이다.

다이어트는 풀코스 마라톤처럼 장기전이며, 끝이 보이지 않는 기나긴 여정과도 같다. 가령 800km가 넘는 산티아고 순례길 걷기를 계획하고 있다면 준비물을 챙기기 전, 몸의 컨디션과 건강 상태를 가장 먼저 체크해야 할 것이다. 발목이나, 무릎에 통증이 있는 경우에는 보행 자체가 어려울 수 있고, 허리가 아프다면 무거운 가방을 메기조차 어려울 것이다. 또한 체력이 약하다면 금방 탈수증세를 보일 수도 있고, 이로 인해 예기치 않은 변수가 발생할 수도 있다. 순례길 여행이 시작도 하기 전에 엉망이 되어버리는 것이다.

자동차로 전국 일주를 계획하고 있다면 자동차 정비소에 들러 엔진오일을 체크하고, 브레이크를 체크하고, 타이어 공기압과 마모 상태를 체크해야 한다. 와이퍼, 사이드 미러, 워셔액 잔량 체크도 필수다. 기계적 결함이 자칫 큰 사고로 이어질 수 있기 때문이다. 그러나 다이어트는 그렇지 않다. 앞서 실패와 실수에 대해 두려워하지 말라고 언급했지만, 인간인 이상 그 누가 두렵지 않을 수 있겠나? 막상 그 상황을 맞닥뜨리면 자존감도 떨어지고 의지도 상실하게 된다. 본격적으로 시작하기에 앞서 나의 몸 상태를 철저하게 점검하고 확인해 봐야 하는 가장 큰 이유다.

그 첫 번째 과정이 바로 건강검진이다. 흔히 건강검진을 떠올리면 비용도 비싸고 많은 시간을 투자해야 할 것처럼 느껴지지만 사실은 그렇지 않다. 가까운 내과에서 방문 접수만으로도 쉽게 할 수 있는 혈액, 소변, 혈압, 체성분 검사 등이 바로 그것이다. 검사의 필요성은 두 가지로 요약된다.

❶ 내 몸의 변화와 흐름을 정확하게 관찰하고 확인할 수 있다.
❷ 문제가 되는 부분을 미리 예방하고 대처할 수 있다.

이 두 가지 요소는 기나긴 다이어트 여정에서 매우 중요한 역할을 담당한다. 체중에만 의존하는 다이어터는 자신이 잘하고 있음에도 체중이 변하지 않으면 본인이 자신의 '다이어트'에 문제가 있다고 착각한다. 이 착각은 착각에서 끝나는 게 아니라 자꾸 어긋난 방향으로 다이어트를 몰고 간다. 체중은 몸의 변화를 체크하는 수많은 요소 중 하나일 뿐이며, 내가 행하는 과정의 옳고 그름을 명확히 판단하기 위해서는 이 건강검진이 반드시 필요한 것이다.

사실 아무리 설명해도 이것이 여러분의 피부에 와닿지 않을 거란 걸 나도 잘 안다. 그럼에도 이렇게 강조하고 거듭 살피고자 하는 건 그만큼 '중요'하기 때문이다. 나는 20여 년간 회원 관리를 해오면서 셀 수 없이 많은 경험을 했다. 사람의 목숨을 구한 일도 많았는데, 그 이야기를 하기 전에 P.T(1:1 퍼스널 트레이닝)의 진행 과정에 대해서 짧게 설명하겠다. 트레이너와 회원이 가장 먼저 하는 것이 바로 '상담'이다.

[상담에서 반드시 다루어야 할 사항]

❶ 운동하고자 하는 목표 혹은 방향성
❷ 과거의 운동 경험
❸ 운동을 제약하는 문제 파악(질환, 질병, 통증)
❹ 가족력
❺ 환경 분석(직업, 식이 패턴, 생활 패턴)
❻ 신체 능력 평가(체성분 및 정적·동적 검사)

물론 더 많은 것을 파악하지만 위 여섯 가지는 반드시 확인해야 하는 요소다. 그렇다면 굳이 왜 이렇게 많은 부분을 먼저 짚고 넘어야 하는가? 이는 다시 세 가지로 요약할 수 있다.

[상담이 필요한 이유]

❶ 안전사고에 대한 예방(부상, 상해)
❷ 현재의 문제점을 감안한 최선의 방법을 제시하기 위해

❸ 보다 철저한 단·중·장기 계획을 통해 목표의 성공률을 높이기 위해

문제가 되는 요소를 파악하고, 이를 성공적으로 개선하는 것으로 위 내용을 정리할 수 있다. 이것을 가벼이 여겨서는 안 되는 이유를 실사례를 통해 설명하겠다.

운동 경험이 없는 30대 여성 회원과 운동하는 첫날이었다. 위 절차대로 상담을 마무리한 뒤 워밍업을 위해 팔 벌려 뛰기 20회를 진행하는데, 동공의 초점이 흐릿해지더니 이내 호흡이 불안정해지기 시작했다. 10회 정도 하다가 멈추고, '나 더 할 수 있는데 왜 멈추지?'라는 표정으로 그 회원은 나를 쳐다보았다. 사실 나는 알고 있었다. 예상한 대로였다. 앞서 진행했던 상담에서 불안한 요소가 몇 가지 있었다.

❶ 운동 경험이 없고 생리가 불규칙적
❷ 잦은 현기증(운동화 끈을 묶고 일어날 때, 누워 있다가 갑자기 일어날 때)
❸ 60대 중반인 어머님의 당뇨와 뇌질환(뇌졸중 판정)

나는 그 자리에서 수업을 마무리하고, 수업료 전액 환불 혹은 무기한으로 연장해드리겠다고 설명한 뒤 가까운 병원에서 기본 건강검진(혈액 검사를 포함한 소변, 혈압 검사)을 받으라고 권유했다. 검사 결과가 나오면 그 내용을 기반으로 다시 새로운 방향과 계획을 세워보자는 말도 덧붙였다. 돈이 아깝다며 한사코 건강검진을 받지 않겠다는 회원에게 검진료보다 금액이 높은 P.T 1회권을 추가 지급하는 조건을 내걸고 겨우 검진을 약속받았다. 결과는 예상대로였다. 당수치는 매우 높았고, 헤모글로빈 수치는 위험할 만큼 낮게 나온 것이다.

결국 포커스를 '체중감량'에서 '건강 개선'으로 바꾸고, 처음부터 운동을 다시 시작했다. 하루 1km를 걷는 정도의 저강도 운동을 시작으로 식단개선과

생활 습관 개선을 하나씩 차근차근 진행해나갔다. 1개월 계획까지 '체중감량'을 없애고 두어 달 이후 수치가 정상 궤도로 들어오면 그때부터 체중감량을 시작하겠다고 말했다. 우여곡절이 참 많았지만, 결국 마의 2개월을 잘 견딘 회원은 건강도 회복하고 체중감량에도 성공할 수 있었다.

가장 힘들었던 건 3개월 안에 10kg 이상 감량을 목표로 한 회원의 생각을 변화시키고 이해시키는 과정이었다.

"1개월 동안은 절대 감량이 없을 것이고, 오히려 감량되어서는 안 됩니다."

이 말을 전했을 때 그는 몹시 실망하는 눈치였고, 그렇다고 나의 생각과 방향을 바꿀 수도 없었다. 그가 나를 믿고 따라온 이유는 하나였다. 이 모든 결정이 내 주관적인 판단과 견해가 아니라 과학적으로 증명된 명제로 인한 것이기 때문이었다. 물론 좀 더 타이트한 계획과 접근법을 통해 짧은 기간 내에 좀 더 많은 감량을 할 수는 있었지만 부상과 상해의 위험을 감수하면서까지 감량을 앞세울 필요는 없었다.

ⓐ 1개월의 안전한 감량 연장을 통해 10년 이상을 건강하고 자신감 넘치게 생활하기
ⓑ 최대한 빨리 감량하고, 높은 확률로 문제가 생길 시 10년 동안 불행하게 생활하기

두 코스 중 ⓑ를 선택하는 사람은 아마 거의 없을 것이다. 우리는 너무나 당연하게도 ⓐ코스로 접근했고, 결국 우리는 만족할 만한 결과를 얻을 수 있었다. '3개월이라는 시간을 허락해 준다면 앞으로 남은 모든 생을 건강하고 행복하게 해드리겠다.' 이것이 나의 약속이었고, 그 약속은 지금까지도 지켜지고 있다.

이 밖에도 팔다리에 멍이 많은 회원, 발목에 문제가 있는 회원, 관절이 약한 회원, 목의 구조가 불안정한 회원 등 재정비 후 관리를 시작한 회원은 셀 수 없이 많다. 이들의 공통점은 목표 달성에 있어 남들보다 불안하거나 불리한 조건이 적어도 1개 이상은 가지고 있다는 것이었는데, 그 결점을 이겨내고 목표에 도달한다면 성취감은 두 배, 세 배로 커진다. 건강검진이 왜 중요한지 이제 조금은 알게 되었으리라 믿는다. 지피지기면 백전백승이라 했다. 나에 대해 알아야 나와의 싸움에서도 이길 수 있다.

체중은 신체의 중량을 의미하는 것으로 가장 뒤늦게 일어나는 신체 변화다. 몸에서 가장 빠르게 변화하는 것은 혈액 성분, 호르몬, 골격근, 심장 등의 기능이며 이러한 것들이 올바른 방향으로 나아가고 있다면 비로소 체중의 변화를 기대해볼 수 있다. 직장에 소속되어 있는 경우라면 정기적으로 건강검진을 받겠지만, 그렇지 않은 경우라면 가까운 내과를 방문해 혈액, 호르몬, 소변, 혈압 등의 기본 검사를 4만 원 정도에 받을 수 있다.

아직도 '다이어트 전 건강검진'을 망설이고 있다면 당신은 '나'를 위한 가치 투자보다 4만 원어치의 치킨과 맥줏값을 더 가치 있게 여기는 사람이다. 작은 관심과 실천, 이것이 '다이어트 마라토너'의 기본적인 태도다.

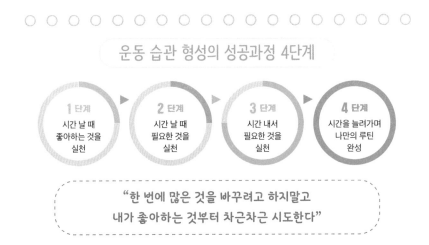

연예인처럼 되고 싶으면 연예인만큼 해라

　지금부터는 효과적인 다이어트 접근법에 대해 알아보자. 운동을 안 해봤거나 흥미가 없는 사람이 있다고 하자. 이 사람이 운동을 잘하기 위해 가장 먼저 시도해야 하는 건 무엇일까? '좋아하는 활동을 통해 서서히 환경에 적응하는 것', 이것이 그에 대한 답이다.

○ ○ ○ ○ ○ ○ ○ ○ ○ ○ ○ ○ ○ ○ ○ ○ ○ ○ ○ ○

운동 습관 형성의 성공과정 4단계

1 단계	2 단계	3 단계	4 단계
시간 날 때 좋아하는 것을 실천	시간 날 때 필요한 것을 실천	시간 내서 필요한 것을 실천	시간을 늘려가며 나만의 루틴 완성

> "한 번에 많은 것을 바꾸려고 하지말고
> 내가 좋아하는 것부터 차근차근 시도한다"

　걷는 게 좋다면 좋아하는 음악을 들으며 산책을 먼저 '시도'하고, 요가나 스트레칭이 좋다면 좋아하는 드라마나 영화를 틀어놓고 먼저 가볍게 '시도'하면 된다. '시간 날 때 하는 운동'이 루틴의 성격을 띠게 되면 '시간 내서 하는 운동'으로 바뀌게 되고, 그 시간이 점차 늘어나게 되면 완전한 하나의 습관이 만들어지는 것이다.

대부분의 사람들이 짧은 기간 안에 많은 감량에 성공하길 원한다. 나는 이 것을 '하이 리스크 로우 리턴'이라고 부른다.

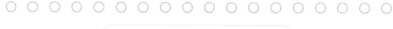

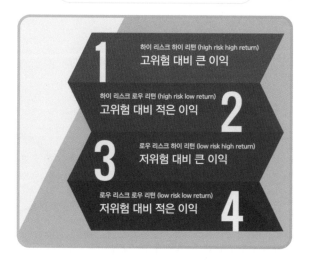

투자 유형에 따른 상관관계

1 하이 리스크 하이 리턴 (high risk high return)
고위험 대비 큰 이익

2 하이 리스크 로우 리턴 (high risk low return)
고위험 대비 적은 이익

3 로우 리스크 하이 리턴 (low risk high return)
저위험 대비 큰 이익

4 로우 리스크 로우 리턴 (low risk low return)
저위험 대비 적은 이익

가장 이상적인 형태는 3번의 '로우 리스크 하이 리턴'일 것이다. 이유는 간단하다. 가장 안전한 방법으로 가장 큰 이익을 가져다주기 때문이다. 이를 다이어트에 그대로 적용한다고 가정했을 때 당신은 어떤 방법을 선택할 것인가? 정답은 없지만 한 가지 확실한 건 다이어트에 실패하는 모든 이들이 2번과 4번의 결과를 얻는다는 것이다. 앞서 설명한 '짧은 기간 안에 많은 감량에 성공하고자 하는 사람'은 결과적으로 2번의 '하이 리스크 로우 리턴'에 해당하는 사람이다. 그렇다면 다이어트에서 '적은 이익'은 무엇을 의미할까? 말할 것도 없이 '다이어트 실패'다.

지금부터는 우리가 닮고 싶어 하는 '워너비'(운동선수, 모델, 연예인, 셀럽)들의 얘기를 좀 구체적으로 해보겠다. 나는 남과 비교하는 걸 싫어하는 편이다. 그 이유는 앞서 설명한 대로 우리의 자아는 각각의 존재만으로도 가치가 있으며, 다이어트 역시 그 자아와의 끊임없는 소통을 통해 이룩할 수 있기 때문이다. 즉, 나만의 '다이어트 목표'는 타인과 같을 수 없으며, 그 과정 또한 고귀하다.

그럼에도 '워너비' 얘기를 하지 않을 수 없는 건 그들이 어디까지나 '성공하는 유형'에 속하기 때문이다. 비교하지는 않더라도 그들의 자세와 태도에 대해서는 한 번쯤 고찰할 필요가 있다. 우리는 그들에게 영감을 얻되, 이유를 찾아서는 안 된다. 우선, 워너비의 경우 짧은 기간 내에 빠른 변화를 만들 수 있다. 길게는 3개월, 짧게는 1개월 만에도 원하는 목표를 달성할 수 있다는 것이다. 이는 조건과 자격이 있기에 가능한 성과인데, 그렇다면 이들의 조건과 자격은 무엇일까?

[워너비의 조건과 자격]

❶ 우리가 워너비로 생각하는 사람들은 최소 5년 이상 꾸준히 관리해 온 사람들이다.

❷ 지금까지 관리해 온 시간이 관리하지 않은 시간보다 훨씬 많다.

다시 말해 지금까지 누적된 관리의 '양'이 현재의 여유 있는 삶을 만들어 준다는 것이다. 오랜 기간 부어놓은 적금 통장을 통해 현재 많은 혜택을 누리는 것과 같은 원리라고 볼 수 있다. 만약 이들의 섭취량이 소비량을 초과해 급격히 살이 찐다 해도 이는 금방 해결이 가능한 문제다. 무엇을, 어떤 순서로, 어떻게 해야 하는지 명확하게 알고 실천할 수 있기 때문이다. 이러한 사람들이 위에서 언급한 '3개월 이내에 몸을 자유롭게 바꿀 수 있는 사람'들이며, 실제로 3개월도 길게 느껴질 정도로 빠르게 몸을 바꿀 수 있는 사람이다.

그렇다고 이들이 '식은 죽 먹기'로 다이어트를 하는 건 결코 아니다. 다이어트를 하는 과정에 있어서는 일반인과 마찬가지로 두려움과 공포감을 느끼고, 스트레스 또한 많이 받는다. 다른 점이라면 이미 수없이 많은 고통과 시련을 겪었기 때문에 이를 해결할 수 있는 능력과 노하우가 남다르다는 것이다.

운동선수들은 월드컵, 올림픽, 세계 선수권 대회, 아시안 게임 등의 큰 대회에 참가하기 위해 짧게는 4년~5년, 많게는 20년 이상을 운동하고 관리한다. 이들의 운동 목적은 다이어트가 아니지만 우리는 이러한 내용을 알고 있음에도 표면적으로 드러나는 외형적인 모습만 보며 그들의 몸과 체력을 자신과 비교하며 부러워한다. 그들이 실천해 온 10년이 넘는 시간을 단, 몇 개월과 바꿀 수 없다는 걸 잘 알고 있으면서도 말이다.

워너비를 닮고 싶음 마음…. 좋다. 그럴 수 있다. 문제는 그들이 몇십 년씩 실천해오고 있는 것을, 우리는 그보다 훨씬 덜한 강도의 실천조차 1개월을 못 넘긴다는 것이다. 이들에게는 한 가지 공통점이 있다. 그것은 바로 자신의 '외모, 능력, 행위, 모습 등으로 경제적 가치를 누리는 사람들'이라는 것이다. 운동선수는 자신의 기량을 검증해야만 경쟁 속에서 살아남을 수 있기에 죽을힘을 다해 운동, 영양, 휴식에 대한 관리를 한다. 배가 나오고, 술에 찌든 모습이라면 어느 누구에게도 신뢰받지 못할 것이다. 연예인도 마찬가지다. 인기를 얻기 위해, 작품에 출연하기 위해, 수억 원대의 광고를 따내기 위해 하루하루 최선을 다하는 것이다. 설경구, 조진웅, 크리스천 베일, 마이클 패스벤더처럼 작품을 위해 20kg~30kg쯤은 우습게 찌웠다 빼는 스타들을 보면 대단하다 못해 무섭기까지 하다.

물론 '워너비'가 있다는 건 좋은 의미로도 해석될 수 있다. 똑같은 사람으로서 그들이 가지고 있는 모습을 통해 희망을 얻기도 하고 새로운 목표를 만들 수도 있기 때문이다. 그런데 많은 사람들이 그들의 땀과 노력을 배제한 채 '방법'만을 흉내 내며 '하이 리스크 하이 리턴'의 방식을 추구한다. 나는 이 점을 꼬집고 싶다.

우리가 생각하는 모든 워너비들은 오랜 시간 노력하고, 오랜 기간 투자하고, 지금도 끊임없이 노력하고 있다는 것을 기억하자. 이들이 행하고 있는 것은 '로우 리스크 하이 리턴'이며, 이는 단발적인 실천이 아니라 작은 실천이라도 오랜 기간 꾸준히 지속하는 것을 의미한다. 작은 실천들이 쌓이고 쌓여 지금의 모습 형성된 것임을 잊어서는 안 된다. 이를 간과하고 무시하는 순간 당신은 '로우 리스크 로우 리턴' 혹은 '하이 리스크 로우 리턴'의 결과를 얻게 될 것이다. 다시 정리한다. '로우 리턴'의 결과는 딱 두 가지다.

❶ 적게 노력한 만큼 나타나는 변화 또한 미비하다.
❷ 무리해서 투자한 만큼 실패할 확률도 높고, 성공한다 해도 요요현상 등의 부작용을 피해 갈 수 없다.

이와 같은 결과를 얻지 않기 위해 우리는 어떻게 해서든 '로우 리스크 하이 리턴'을 지향해야 한다. 이는 곧 시간을 갖고 조급한 마음을 버리는 것을 의미하며, 워너비들이 인생의 절반 이상을 관리에 힘쓰고 있다는 것을 명심하자.

"연예인처럼 되고 싶으면 연예인만큼 해라."

황새와 뱁새

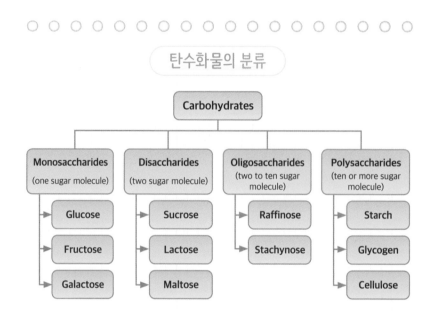

탄수화물의 분류

위 표는 영양학이나 체육을 전공한 사람들의 전공 서적에서 쉽게 접할 수 있는 탄수화물에 관한 정보다. 결론부터 말하자면, 위 내용은 몰라도 된다. 알고 있으면 도움이 될지는 몰라도 이런 정보가 다이어트를 성공으로 이끌지는 않는다. 가령 영어를 잘하기 위해서는 알파벳을 익히고, 단어를 외우고, 문법을 배워야 하는데 다이어트는 알파벳만 제대로 익히면 별문제 없이 성공할 수 있다는 것이다. 좀 더 쉽게 설명해보겠다.

1단계) 계란프라이를 만들 줄 아는 사람

2단계) 계란으로 다양한 요리를 할 줄 아는 사람

3단계) 계란의 성질과 성분을 완벽히 이해하고 이를 쉽게 설명하는 사람

4단계) 계란뿐만 아니라 모든 식재료를 공부하고 연구하는 사람

위 네 가지 중 우리는 1단계만 이해하고 실행에 옮기면 된다. 계란프라이를 만들 줄만 안다면 다이어트를 하는 데 아무런 문제가 없다는 뜻이다. 만약 1단계에서 흥미를 느낀다면 자연스럽게 2단계로 이어지게 될 것이고, 2단계를 통해 재능을 발견하면 자연스레 3단계로 이어진다. 2단계부터는 선택의 문제이며 우리가 하고자 하는 다이어트는 1단계만으로도 성공을 웬만큼 맛볼 수 있다. 그러니 이 책에 나와 있지 않은 내용 때문에 스트레스를 받는 일이 없길 바란다.

'뱁새가 황새 따라가다 가랑이 찢어진다'라는 말을 들어봤을 것이다. 우리가 다이어트에 실패했던 이유는 우리 수준에 맞지 않는 방법을 적용하다가 결국 '지속하지 못했기 때문'이다. 즉, 우리에게 필요한 것은 뱁새는 뱁새다워야 한다는 것이다. 뱁새의 역할을 충실히 하지 않는다면 황새는커녕 같은 뱁새 중에서조차 밀려나게 된다. 나는 여러분의 눈높이에 맞는 '1단계' 다이어트 방법을 알려주려 한다. 그리고 이 방법만으로도 다이어트에 성공할 수 있다는 것을 증명해 보일 것이다. 여러분은 이 한 가지만 준비하면 된다. 다름 아닌, '실천'이다.

지식을 활용하는 과정과 단계

1 단계	2 단계	3 단계	4 단계
알지만 설명 불가	아는 것을 설명	아는 것을 쉽게 설명	아는 것을 교육
• 스스로 실천 가능 • 일상생활에서 적용 • 개인에게만 적용	• 스스로 실천 가능 • 추가적인 응용 가능 • 질문에 대한 답변이 어려움	• 전반적인 내용을 완벽히 이해 • 타인의 설득이 가능 • 질문에 대한 답변이 가능	• 관련분야의 내용을 완벽히 이해 • 전문가 교육이 가능 • 같은 전문가와 연구 가능

우리가 생각하는 상급자, 워너비들의 다이어트는 무수한 실패와 시행착오를 거쳐 완성한 자기만의 '옷'이다. 그리고 그 '옷'이 모두에게 잘 맞을 수는 없다. 우리는 그동안 다이어트에 성공한 사람들의 방법에만 주목했다. 하지만 이는 잘못된 접근 방법이었다. 20년 가까이 6만 명 이상의 회원을 관리하면서 '다이어트 방법'은 다이어트 성공의 '완벽한 필요충분조건'이 아니라는 것을 깨닫게 되었다. 만약 지식의 깊이에 따라 성공 여부가 갈리는 거라면 우리가 생각하는 워너비들은 모두 전문가 이상의 지식을 갖추고 있어야 하고, 이를 교육하는 교수나 연구자들은 모두 '건강 피라미드 구조'의 최상단에 위치해야 하기 때문이다.

황새보다는 뱁새가 되어보자. 베짱이보다는 개미가 되어보자. 토끼보다는 거북이가 되어보자. 언더독의 무서움을 보여줄 때다.

2
단계

정보

살을 내주고
뼈를 취하라

2

대어를 낚는 5가지 방법

현존하는 다이어트의 방법만 해도 1만여 가지가 넘지만, 결국 이 문장으로 모든 다이어트는 수렴된다.

"실천 가능한 방법으로 '나만의 계획'을 세우면 다이어트에 성공한다. 우리의 궁극적인 목표는 '건강한 나'를 만드는 것이며, 이는 진정한 자유를 누리고 행복해질 수 있는 유일한 방법이다."

이것은 1단계를 살펴본 우리의 결론이기도 하다. '2단계'에서도 이를 기반으로 실타래를 풀어 가면 된다. 우선 '건강한 나'를 만들기 위해서는 현재 내 모습이 어떤지, 무엇을 필요로 하는지 정확히 인지해야 한다. 그런 다음 필요한 것은 '추가'하고, 불필요한 것은 '삭제'한다. 내용만 보면 쉽고 간단해 보이지만 실상은 그렇지 않다는 걸 우리는 이제 어느 정도 알고 있다.

즉, 좋은 다이어트 방법으로 몸을 꽉 채운다고 해도 몸은 바뀌지 않는다. 내가 가지고 있던 안 좋은 생각과 습관을 먼저 버릴 줄 알아야 하며, 그릇된 정보를 스스로 '정리'하고 '적용'할 줄 알아야 비로소 '건강한 나'를 만들 수 있게 되는 것이다. '2단계'의 핵심은 '가벼운 마음'이다. 내용을 너무 무겁게만 대하지 말고, 자기의 삶과 비교해 가면서 자유롭게 상상의 나래를 펼쳐보자. 이러한 상상이 나를 가치 있게 만들어 줄 것이고, 다음 단계로 자연스레 여러분을 이끌어줄 것이다.

모든 것은 때가 있고 순서가 있다. 서두를 필요가 전혀 없다는 얘기다. 나의 수준에 맞지 않는 방식은 더 이상 나에게 이로움을 줄 수 없다는 것을 명심하자. 물고기를 잡기도 전에 불을 피워서는 안 되고, 운전면허를 취득하기 전에 운전대를 잡아서도 안 된다. 지금부터는 물고기가 많은 곳을 함께 찾아보자. 그리고 물고기를 잘 잡을 수 있는 좋은 낚싯대와 떡밥도 함께 알아보자. 이 모든 과정이 끝나는 날, 우리가 원하는 시간과 장소에서 '대어(大魚)'를 건져 올리게 될 것이다. 우리가 지금부터 함께할 상상들이 '대어(大魚)'를 건져 올릴 가장 빠른 방법이 될 거라 확신하며, 그 5가지 방법을 소개하겠다.

❶ 체크
❷ 추가
❸ 제거
❹ 반전
❺ 운동

체크: 몸무게는 어떻게 잴까?

보통은 '체중'을 변화의 기준으로 삼는다. 체중은 말 그대로 몸의 무게를 뜻하는데, 이 체중에 따라 사람의 감정도 요동치기 마련이다. '체중'은 측정이 쉽고, 직관적이고, 편리하다는 장점이 있으나 이러한 장점이 오히려 다이어트를 망치고 있다. 이를 올바른 방법으로 활용하지 않으면 다이어트를 쉽게 이어갈 수 없다는 것이다.

먼저, 체중만을 가지고 결과를 판단하기에는 많은 오류가 있다. 이를 온전한 '결과물'이라고 말하기 위해서는 엄격한 기준이 필요하며, 체중 외의 다른 자료들을 함께 비교해야 신뢰도를 높일 수 있다. 가령 정육점에서 1kg의 갈비를 구매했을 때, 포장지가 지나치게 무겁다든가, 뼈와 지방이 잔뜩 포함되어 있다면 어떤 기분이 드는가? 횟집에 갔는데 저울 위 바구니에 생선과 함께 물이 가득 담겨 있다면 이를 올바른 무게 측정이라 볼 수 있는가?

체중을 측정할 때도 올바른 기준이 없다면 우리는 상당히 억울할 수밖에 없다. 입고 있는 옷의 무게, 체중계의 바닥면, 측정 시간, 섭취하는 음식물의 차이, 체중계의 종류 등에 따라 그 결과가 완전히 달라지기 때문이다. 체중을 측정하는 기준은 다음과 같다.

"같은 장소, 같은 시간, 같은 체중계, 같은 의상으로 측정하며 기상 후 5분 안에 소변만 본 뒤 측정한다."

근거를 하나씩 확인해보자. 체중계는 바닥, 카펫, 러그, 매트 등에서 큰 차이를 보인다. 그렇기에 가급적이면 측정 가능한 장소에서 체중계를 옮기지 않고 측정하는 것이 바람직하다. 또한 물을 500ml 섭취하면 체중계에 올라갈 때 500g짜리 덤벨을 들고 올라가는 것과 크게 다르지 않으므로 기상 후 5분 이내에 '소변만 본 후' 측정하는 것이 가장 좋다. 이와 같은 맥락으로 계절에 따라 옷의 무게가 바뀔 수 있기에 속옷만 입고 측정(체중계마다 영점의 편차가 발생할 수 있기에 한 가지 제품으로 측정하는 것을 추천하며 되도록 전자식 체중계를 사용)하는 것을 권장한다.

여기서도 주의사항이 있다. 월경, 장염, 음주, 약물 복용(영양제 제외), 변비, 수면 시간 변화 등의 이슈가 발생하면 측정을 피하거나 측정을 하더라도 참고 정도만 해야 한다. 월경 기간에는 호르몬의 변화로 식욕이 증가하거나, 소화 기관의 활동이 둔해지면서 체중이 증가할 수 있다. 만약 이때 체중을 측정하고자 한다면 월경 1일 차~4일 차의 체중을 측정한 후 다음 달 월경 1일 차~4일 차의 체중과 비교해, 한 달 동안의 체중 변화를 관찰하는 것이 바람직하다.

장염, 음주, 약물 복용, 변비 등은 체내의 수분과 호르몬의 변화를 유발하고 대사의 큰 영향을 주므로 정확한 체중 측정이 어렵다. 하루 이틀 사이에도 체중이 급격하게 오르내릴 수 있기 때문이다. 또한 체중은 수면 시에 가장 많이 바뀌며, 자신의 평균 수면 시간보다 극단적으로 많거나, 적다면(±3시간) 측정을 피하는 것이 좋다.

❖ 우리들의 일반적 오류 몇 가지

- 과음 혹은 장염에 의한 탈수증세로 체중이 일시적으로 줄었을 뿐인데 살이 빠졌다고 좋아했다.
- 운동 후 갈증이 나 물을 많이 마시고 체중을 쟀는데 체중이 오히려 늘어서 상심했다.
- 음식을 섭취하면 물질대사로 인해 일시적으로 체중이 늘어나는 것이 정상인데, 먹고 나서 살이 쪘다고 상심했다.

앞으로는 체중 측정의 오류 때문에 속상해하거나 슬퍼하지 말자. 올바른 체중 측정을 할 준비가 되었다면 그다음으로 준비해야 할 것들이 있다. 평소 작아서 잘 입지 못하는 옷이다. 신축성이 좋아 잘 늘어나는 옷보다는 잘 늘어나지 않는 딱 맞는 옷이나 아예 입지 못하는 한 치수 작은 옷을 추천한다. 이 옷을 주기별로(1주일에 한 번 혹은 1개월에 한 번) 착용해 보면서 몸의 변화를 체감하는 것이다. 이때 사진으로 기록을 남겨놓으면 몸의 변화를 좀 더 정확하게 확인할 수 있다. 실제로 체중이 변하지 않아도 몸의 라인과 볼륨이 달라지는 경우가 꽤 많이 있다. 잘하고 있음에도 불구하고 체중이 줄어드는 것에만 혈안이 되어 있다면 본인의 '성공'을 '실패'로 착각할 수도 있으니 주의하자.

이 밖에도 특정 부위를 줄자로 체크하는 방법, 속옷을 입은 나의 모습을 촬영하는 방법 등을 통해 몸의 변화를 비교·관찰할 수 있다. 체중만을 다이어트의 목표로 삼거나, 체중에 일희일비하게 되는 순간 엄청난 스트레스와 압박으로 인해 여러분의 다이어트는 또다시 실패로 이어지게 될 것이다.

체크: 3개월 동안 1.7kg밖에 감량을 못 한다고?

회원들과 상담하다 보면 두 자릿수(10kg 이상) 체중을 감량하려고 하거나, '48kg'을 만들려고 하는 모습이 압도적으로 많다는 걸 알 수 있다. 물론 이것을 현실적이고 구체적인 목표로 삼은 사람도 있었지만, 대부분은 자기의 신장과 체중, 개별적 특성을 고려하지 않은 채 일방적으로 목표하는 것이었다. 이는 다이어트 실패로 이어지는 결정적인 원인이 되기도 했다. 개인의 감량 수치를 확인하기 전 몇 가지 예를 확인해보자.

❶ 160cm 49kg의 여성이 3개월 동안 1kg 감량 (BMI: 19.14)
❷ 160cm 80kg의 여성이 3개월 동안 10kg 감량 (BMI: 31.25)

두 가지 예 중 표면적인 체중감량은 2번의 여성이 더 많다. 하지만 이를 비율로 환산하면 1번의 여성이 감량에서 앞서게 된다. 1번 여성은 3개월간 체중의 2%를 감량할 수 있기에 0.98kg의 체중을 감량할 수 있고, 2번 여성은 3개월간 체중의 15%를 감량할 수 있기에 12kg을 감량하는 것이 일반적이다. 즉, 1번의 여성은 예상치보다 0.02kg을 더 많이 감량했고, 2번의 여성은 예상치보다 2kg 못 미치게 감량한 것이 된다. 결국 2번의 여성은 10kg을 감량하였지만 실제로는 1번의 여성이 더 많은 감량을 했다고 해석할 수 있다.

그렇다면 왜 이러한 결과가 나오는 것일까? 이는 각자의 '다른 시작점' 때문이다. 1번의 경우 이미 완성형에 가까운 상태이므로, 상대적으로 변화가 작을 수밖에 없다. 같은 노력을 통해 성장의 양 또한 같아야 하는 논리라면 160cm의 49kg 여성은 39kg이 되어야 한다. 수학 점수를 98점 받은 학생이 99점으로 올리는 것과 40점 받은 학생이 50점으로 올리는 것으로 해석하면 이해가 쉬울 것이다. 이처럼 감량의 수치는 절대적일 수 없으며, 체중뿐만 아니라 신장과도 밀접하게 연관되어 있다. 결국 감량 수치를 확인하기 위해서는 BMI(신체질량지수)에 근거해야 한다는 것이다. BMI를 확인하는 방법은 다음과 같다.

BMI 구하는 공식

$$BMI = \frac{체중(kg)}{신장(m)^2}$$

BMI 계산 예: 신장 160cm / 체중 50kg = 50(kg) / 1.6(m) X 1.6(m) = 19.53(BMI)

요즘에는 포털 사이트에 'BMI' 혹은 '신체체질량지수'라고 검색하면 쉽게 확인할 수 있기에 이를 통해서 확인하는 방법도 추천한다. 이렇게 확인한 BMI를 통해서 3개월간 몇 kg을 감량할 수 있는지 확인하면 된다. 그 기준은 다음과 같다.

BMI 지수에 따른 체중감량 비율%

BMI	체중대비 감량 비율(%)
19.5 이하	2%
19.6~22.5	5%
22.6~24.0	7%
24.1~28.0	10%
28.1~30.0	12%
30.1 이상	15%

* 케어 가능한 질환의 경우에는 한 단계 더 낮게 설정
* 만 50세 이상 시니어의 경우에는 한 단계 더 낮게 설정
* 출산 후 1년 이내의 경우에는 한 단계 더 낮게 설정

신장이 160cm, 체중이 57kg인 경우에는 BMI가 22.26이다. 이 경우에는 3개월간 체중의 5%를 감량하는 것이 바람직하며, 이는 1.7kg이라는 감량 수치가 나온다.

'3개월 동안 1.7kg밖에 감량을 못 한다고?'

이러한 의문이 생길 수 있지만, 위 기준은 세계보건기구(WHO)의 과학적 데이터를 근거로 한 것이다. 이는 '건강'을 기본으로, 몸의 기능과 역할이 '정상'의 궤도에 있음을 보장한다. 우리는 보통 신경, 호르몬, 골격근 등으로 육체적 건강을 판단할 수 있는데 '정상'이라는 범주가 이러한 역할들을 또한 원활하게

만든다. 다시 말해, 이 표는 건강에 있어 가장 '이상적인 상태'를 의미하는 것이니 얼마든 신뢰해도 좋다.

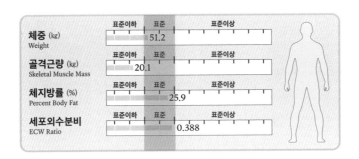

체성분검사 기록지

이 표는 우리가 쉽게 접할 수 있는 체성분검사 기록지다. '정상'을 의미하는 '표준'의 범위를 확인해보면, 표준범위가 표준이하 혹은 표준이상에 비해 현저히 적은 구간에 형성되어 있다는 걸 알 수 있다. 표준이하 혹은 표준이상의 경우 대사성질환, 심장질환, 뇌질환, 골격계질환에 노출될 위험이 높기 때문에 표준범위로의 회귀를 적극적으로 권장하는 바이다. 이렇듯 표준범위에 포함된다는 것은 '건강'에 있어 매우 긍정적인 의미를 갖고 있다는 뜻이며, 세계보건기구와 더불어 우리나라 보건복지부에서도 표준범위 지향에 많은 노력을 기울이고 있다. 그렇다면 우리는 여기서 또 한 번의 재해석이 필요하다.

BMI 지수에 따른 비교

BMI 기준	WHO/WPRO	일본 비만학회	일본 인간도크학회	한국 (2000년)	한국 (2018년)
<18.5	저체중	저체중	저체중	저체중	저체중
18.5~22.9	정상	보통 체중	정상	정상	정상
23.0~24.9	정상			과체중	비만 전단계
25.0~29.9	과체중	비만 1도	정상 (남 27.5 / 여 26.1)	비만	1단계 비만
30.0~34.9	1단계 비만	비만 1도	비만	고도 비만	2단계 비만
35.0~39.9	2단계 비만	비단 3도			3단계 비만
>40	고도 비만	비만 4도			

비만 기준 비교

비만 분류	체질량지수		질병·사망 위험
	세 계기준 (WHO, 1998)	국내기준 (아시아태평양지역 WHO, 2000)	
저체중	18.5 미만	18.5 미만	낮다
정상	18.5~24.9	18.5~22.9	평균
과체중	25.0~29.9	23.0~24.9	약간 증가
비만	30.0~39.9	25.0~29.9	중등도 증가
고도비만	40.0 이상	30.0 이상	매우 심함

대한비만학회 비만 기준 변경(2018)

구분	대한비만학회('18년)	기존
저체중	체질량지수 18.5 미만	저체중
정상	체질량지수 18.5 이상, 23 미만	정상
비만 전 단계	체질량지수 23 이상, 25 미만	
비만	체질량지수 25 이상	비만
1단계 비만	체질량지수 25 이상, 30 미만	
2단계 비만	체질량지수 30 이상, 35 미만	
3단계 비만	체질량지수 35 이상	

※ 보건복지부 2018년 국정감사 자료

위 내용은 각 기관 및 학회에 따른 BMI 기준이다. 지역과 기관에 따라, 그리고 시기에 따라 기준이 계속 변화하는 것을 알 수 있다. 이유는 다음과 같다.

❶ 서양인과 아시아인의 특성 및 인종별 차이를 구분하는 문제
❷ BMI 기준에 따른 질병 및 비만 유병률 차이를 구분하는 문제
❸ 일부 국가 및 기관에서는 BMI를 기준으로 복지 사업을 진행 중인데, BMI의 기준이 높으면 너무 많은 사람이 대상자가 돼 버리기 때문에 예산 및 사업 진행에 차질이 생기는 문제
❹ BMI는 신장과 체중만으로 구분하기 때문에 질병 및 비만 문제를 판단하기 어려운 문제

이러한 문제들 때문에 BMI 기준에 대한 신뢰 평가는 학회나 전문가들에 의해 끊임없이 논의 중이다. 그럼에도 우리는 BMI 기준을 토대로 체중감량의 목표를 세워야 하며 이를 전적으로 신뢰해야 한다. 몇 가지 이유를 들어보겠다.

❶ BMI에 대한 의견이 분분하지만, 건강에 대한 기준과 목표는 바뀌지 않는다.

❷ 지방과 근육의 양을 알 수는 없지만, 가장 쉽게 직관적으로 확인할 수 있는 건강의 지표다.

❸ 특수한 경우를 제외하고, 현시대에서 건강을 구분하는 가장 기초가 되는 영역이다.

❹ 누구에게나 BMI의 기준을 논하는 시기가 찾아온다.

BMI를 쉽게 이해하려면 '평균' 혹은 '보편적인' 기준을 먼저 이해해야 한다. 영유아의 성장도표나, 청소년기의 성장도표에서 그 이유를 찾을 수 있다.

2017 소아청소년 성장도표
신체발육 표준치

남자				만나이	여자			
신장(cm)	체중(kg)	체질량지수(kg/㎡)	머리둘레(cm)	(개월/세)	신장(cm)	체중(kg)	체질량지수(kg/㎡)	머리둘레(cm)
49.9	3.3		34.5	0개월	49.1	3.2		33.9
54.7	4.5		37.2	1개월	53.7	4.2		36.5
58.4	5.6		39.1	2개월	57.1	5.1		38.3
61.4	6.4		40.5	3개월	59.8	5.8		39.5
63.9	7.0		41.6	4개월	62.1	6.4		40.6
65.9	7.5		42.6	5개월	64.0	6.9		41.5
67.6	7.9		43.3	6개월	65.7	7.3		42.2
69.2	8.3		44.0	7개월	67.3	7.6		42.8
70.6	8.6		44.5	8개월	68.7	7.9		43.4
72.0	8.9		45.0	9개월	70.1	8.2		43.8
73.3	9.2		45.4	10개월	71.5	8.5		44.2
74.5			46.0	11개월	72.8	8.7		44.6
75.7			46.1	12개월	74.0	8.9		44.9
76.9	9.9		46.3	13개월	75.2	9.2		45.2
78.0	10.1		46.6	14개월	76.4	9.4		45.4
79.1	10.3		46.8	15개월	77.5	9.6		45.7
80.2	10.5		47.0	16개월	78.6	9.8		45.9
81.2	10.7		47.2	17개월	79.7	10.0		46.1
82.3	10.9		47.4	18개월	80.7	10.2		46.2
83.2	11.1		47.5	19개월	81.7	10.4		46.4
84.2	11.3		47.7	20개월	82.7	10.6		46.6
85.1	11.5		47.8	21개월	83.7	10.9		46.7
86.0	11.8		48.0	22개월	84.6	11.1		46.9
86.9	12.0		48.1	23개월	85.5	11.3		47.0
87.1	12.2	16.0	48.3	2세	85.7	11.5	15.7	47.2
91.9	13.3	15.8	48.9	2세6개월	90.7	12.7	15.5	47.9
96.5	14.7	15.8	49.0	3세	95.4	14.2	15.8	48.8
99.8	15.8	15.9	50.2	3세6개월	98.6	15.2	15.7	49.3
103.1	16.8	15.9	50.5	4세	101.9	16.3	15.7	49.6
106.3	17.6	15.9	50.8	4세6개월	105.1	17.3	15.7	49.9
109.6	19.0	15.9	51.1	5세	108.4	18.4	15.7	50.2
112.8	20.1	16.0	51.4	5세6개월	111.6	19.5	15.8	50.6
115.9	21.3	16.0	51.7	6세	114.7	20.7	15.8	50.9
119.0	22.7	16.2		6세6개월	117.8	22.0	15.9	
122.1	24.2	16.4		7세	120.8	23.4	16.1	
127.9	25.5	17.6		8세	126.7	26.6	16.6	
133.4	31.3	17.6		9세	132.6	30.2	17.2	
138.8	35.5	18.4		10세	139.1	34.4	17.8	
144.7	40.2	19.1		11세	145.8	39.1	18.5	
151.4	45.4	19.8		12세	151.7	43.7	19.1	
158.6	50.9	20.3		13세	155.9	47.7	19.7	
165.0	56.0	20.8		14세	158.3	50.5	20.3	
169.2	60.1	21.2		15세	159.5	52.6	20.8	
171.4	63.1	21.6		16세	160.0	53.7	21.0	
172.6	65.0	21.9		17세	160.2	54.1	21.1	
173.6	66.7	22.3		18세	160.6	54.0	21.0	

[주] 표준치는 2017 소아청소년 성장도표 50백분위수 값을 의미, 0~36개월까지는 23개월까지 신장은 누운 키, 이상의 신장은 선 키로 측정

보건복지부 질병관리본부 　 대한소아과학회

[출처 : 성장도표 다운로드 질병관리청 국민건강영양조사]

이는 아이를 키우는 부모에게 매우 중요한 기준일 수밖에 없다. 시기에 따른 신장과 체중, 머리둘레의 비교를 통해 아이의 상대적 위치를 파악할 수 있기 때문이다. 아이의 성장과 발육에 대한 올바른 판단은 물론 잠재적으로 발생할 수 있는 여러 문제 또한 방지할 수 있다.

BMI 역시 동일한 역할과 기능을 한다. BMI를 통해 내가 현재 어느 구간에 속해 있는지 1차적으로 판단하고, 표준(정상)범위에 못 미치거나, 초과하는 경우 내 몸에 다른 문제가 있는지 확인할 수 있다(나 역시 성장을 모두 마친 20대 초반에는 지극히 정상적인 구간에 있었으나 시간이 지날수록 BMI 지수가 높아지는 것을 확인할 수 있었다).

결국 17년이 지난 후, 과체중을 넘어 어느새 비만의 단계에 이르게 되었다. 꾸준히, 오랜 시간 운동하고 관리를 해왔는데 비만의 범주에 포함되니 걱정하지 않을 수 없었다. 하지만 이 걱정스러운 마음은 오래가지 않았다. 외형적으로나, 건강검진 검사상으로나 아무 문제가 없었기 때문이다. 근육량의 증가로 인한 특수한 상황이었던 만큼 BMI가 아닌 거울 속 내 모습과 몸으로 느끼는 컨디션이 내 건강의 지표였고, 동시에 언젠가 BMI에 의존해야 할 시기가 찾아올 거라는 사실 역시 인지하고 있었다. 현재의 근육량이 영원할 수 없고, 시간이 지날수록 노화는 더 빨리 진행될 것이기 때문이다. 나는 이 행복하고 건강한 시간을 '최대한 지속하는 것'을 인생의 목표로 삼고 60대, 70대가 되어도 그 시기의 평균보다는 더 건강한 모습을 유지하기 위해 노력하고 있다.

2004년~2005년의 김재환·김재헌 코치

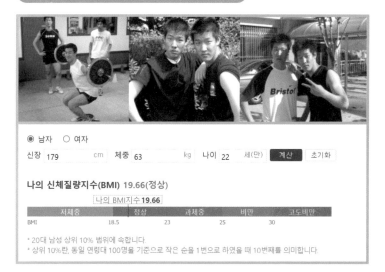

◉ 남자 ○ 여자

신장 179 cm 체중 63 kg 나이 22 세(만) [계산] [초기화]

나의 신체질량지수(BMI) 19.66(정상)

나의 BMI지수 **19.66**

저체중	정상	과체중	비만	고도비만

BMI   18.5   23   25   30

* 20대 남성 상위 10% 범위에 속합니다.
* 상위 10%란, 동일 연령대 100명을 기준으로 작은 순을 1번으로 하였을 때 10번째를 의미합니다.

2020~2021년의 김재환·김재헌 코치

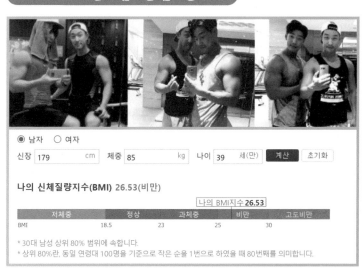

◉ 남자 ○ 여자

신장 179 cm 체중 85 kg 나이 39 세(만) [계산] [초기화]

나의 신체질량지수(BMI) 26.53(비만)

나의 BMI지수 **26.53**

저체중	정상	과체중	비만	고도비만

BMI   18.5   23   25   30

* 30대 남성 상위 80% 범위에 속합니다.
* 상위 80%란, 동일 연령대 100명을 기준으로 작은 순을 1번으로 하였을 때 80번째를 의미합니다.

여러분은 운동을 수십 년간 꾸준히 해온 사람들이 아니다. 체중을 줄이고, 지방의 양을 줄이고자 하는 '보편적이고 평균적인 목표'를 가진 사람들이라는 것이다. 이럴 때는 나무를 보지 않고 숲을 보는 거시적 관점의 접근이 필요하다.

"나는 BMI가 19라서 체중의 2%밖에 감량 못 해."
"나는 BMI가 30 이상이니까 체중의 15%는 무조건 감량해야 하는구나."

이러한 관점으로 접근하면 안 된다는 것이다. 생각의 시야를 좀 더 넓혀 'BMI 20 이하면 3개월 동안은 감량이 꽤 더딜 수 있겠구나. 체중의 2~3% 정도 감량하면 괜찮은 성과겠군!' 같은 판단이 바람직하다. BMI가 높은 경우도 마찬가지다. BMI 지수가 30이 넘는 경우, 3개월간 체중의 15% 정도 감량을 희망할 수 있겠지만, 결과적으로 '표준' 범위 안으로의 진입이 어렵다. 그렇기에 단기·중기 계획을 수립할 때는 BMI를 참고해 1차 계획에 반영하는 것이 좋다.

당연하게도 다이어트 중에는 수많은 변수가 생긴다. 부상이나 상해를 입을 수도 있고, 질병으로 인해 여러 제약이 발생할 수도 있다. 시니어들에게는 호르몬이나 체력 등도 큰 변수로 작용한다. 이렇게 되면 다이어트 초기에 일시적으로 체중감량이 정체되는 현상이 나타나는데, 질환자나 시니어, 출산을 경험한 산모의 경우 기간을 늘려 좀 더 여유를 갖거나, 감량 비율을 한 단계로 낮춰 안전하게 접근하는 것이 바람직하다.

이러한 상관관계를 이해하지 못하고 다이어트를 시도하면 중간중간 많은 고민에 빠지게 된다. '남들은 한 달에 10kg도 빼는데 나는 왜 1kg도 안 빠질까?', '남들은 다이어트 초반에 가장 많이 빠진다던데 나는 왜 이렇게 지지부진할까?' 이러한 생각들은 결국 자신감과 용기를 앗아가고 결국 다이어트에 대한 흥미마저 잃게 만든다. 다이어트 실패의 결정적인 이유가 될 수 있다는 것이다.

"지금의 나는 건강한 상태인가? 3개월 동안 무엇을 목표로, 어떤 준비를 하면 좋을까?"

그 시작을 'BMI 확인'과 함께하자.

체크: 거짓말하면 살이 안 빠진다

우리는 종종 확률 게임을 한다. 가위바위보로 정하는 순서도 확률이고, 사다리 게임으로 고르는 선택지도 확률이고, 복권의 당첨 여부 역시 확률이다. 재테크도 마찬가지다. 낮은 가격에 매수해 높은 가격에 매도해야 하는 주식, 시세 차익이 목적인 부동산 투자 또한 확률이다. 만약 이 모든 것들이 '확률'이 아닌 '확정'이라면 어떨까? 무조건 이기고, 무조건 따고, 무조건 수익일 볼 것이다.

그렇다면 우리가 도전하는 다이어트는 확률일까, 확정일까? 긴말할 것도 없다. '1단계'에서 확인한 것처럼 다이어트는 승률 100%의 '확정' 게임이다. 목표한 것을 실천만 한다면 무조건 이룰 수 있고, 하지 말아야 하는 것을 하지 않으면 무조건 성공하는 게임이라는 것이다. 물론 이 '실천'이 늘 발목을 잡는 것이 사실이다. 거듭 얘기하지만 명확한 자신만의 다이어트 자아를 통해 절실함과 간절함을 높이고, 실패와 실수를 두려워하지 않으며, 목표를 '건강'에 둔다면 성공 확률은 높아진다.

이것이 다이어트를 실천하기 전의 태도라면, 실천 중에 필요한 덕목 한 가지가 더 있다. '자신에게 솔직해지는 것'이 바로 그것이다. '다이어트 만다라트'에 '단기 목표'를 구성하는 항목이 나오는데, 이는 3주~4주 뒤에 자기의 모습을 복기하는 시간으로 이어지게 된다. 수많은 오류가 이때 발생하며, 잘못된 습관 역시 이때 형성된다. 다음의 예를 함께 보자.

다이어트 만다라트의 단기 계획

매일 한 끼니는 건강한 다이어트 식단으로 섭취하기	1주일에 3회 이상 운동 실천하기	음주는 1주일에 한 번만 하기
운동은 못해도 스트레칭은 매일 하기	[단기계획] 1개월 이내의 계획 또는 목표	내가 먼저 친구들과 약속 잡지 않기
내일 컨디션을 위해 1시 이전에 소등하고 취침하기	식사 천천히 하기	짧은 층이면 계단 이용하기

이러한 단기 계획을 세웠다고 가정해보자. '매일'이라는 단어가 들어간 목표는 말 그대로 '매일' 실천하고 적용해야 하는 것들이다. 한 달이 30일이라면, 실천해야 하는 기간도 30일이다. 매일 잠을 자고, 매일 밥을 먹는 것처럼 말이다. 30일 중 28일을 실천하고 '나는 성공 했어'라고 말한다면 이'융통성'은 곧 '합리화'로 변질된다. 자신에 대한 어쭙잖은 관대함이 100%의 확률을 깎아 먹는 셈인 것이다. 결국, 다이어트를 100% 확정 게임으로 바꾸기 위해서는 100% 실천 가능한 목표여야 한다는 것을 명심하자. 복기 또한 철저하고 냉철하게 해야 부족한 게 무엇인지 정확하게 짚어낼 수 있다. 변변찮은 융통성이 자신의 나태함을 상쇄해줄 거라 생각한다면 이미 틀렸다. '나'와 '남'에게 인정받고, 내 삶을 지금보다 아름답게 가꾸기 위해 자기 자신에게만큼은 솔직해지자. 그 솔직함이 앞으로의 꾸준한 성장과 발전을 예비해 줄 것이다.

체크: 스트레스 많이 받으시길 바랍니다

다이어트를 하다 보면 뜻하지 않은 스트레스와 직면하게 된다. 몸이 느끼는 육체적 스트레스와 머리로 느끼는 정신적 스트레스가 그렇다. 사회활동에 제약이 생기면 사회적 스트레스도 발생한다. 하지만 이는 매우 긍정적인 '시그널'이라 말하고 싶다. 이를 설명하기 전에 '우리의 살이 왜 쪘는가?'에 대해 잠깐 고민하고 넘어가자. 살이 찌는 데엔 다양한 이유가 있겠지만 대표적으로 몇 가지로 압축할 수 있다.

❶ 활동하는 양보다 섭취하는 양이 많았기 때문
❷ 몸의 기능 저하나 이상으로 호르몬 또는 대사질환에 노출되었기 때문
❸ 몸에 무익한 술, 담배, 당, 야식 등에 오랜 시간 노출되었기 때문
❹ 직장, 모임, 연애, 결혼, 출산 등 사회적 활동의 변화 때문

대부분 이와 같은 현상 때문에 체중이 늘거나, 지방이 축적된다. 그렇다면 이를 해결하기 위해서는 어떻게 해야 할까? 위 내용과 반대로 행동하면 된다. 위 내용을 반대로 설명하고 그에 따라 나타나는 초기 현상 및 특징을 확인해 보자.

❶ 활동량을 늘리고 섭취하는 양을 줄인다. 운동을 통해 젖산 및 스트레스 호르몬이 쌓이게 되면 몸은 걷기도 힘들 만큼 무겁고 피곤해진다. 여기에 섭취하는 양을 줄이거나 식사의 패턴이 한쪽으로만 치우치게 되면 공복감이 자주 들며, 현기증이나 변비에 노출될 수 있다.
❷ 질환을 개선하기 위해서는 회복의 시간이 필요하다. 수술, 주사, 약물 등의 처방으로 인해 생활의 많은 부분에서 제약이 따른다. 균형 잡힌 식단과 가벼운 운동이 필요하며, 원활한 사회활동을 기대하는 건 아무래

도 어렵다.

❸ 몸에 무익한 것들을 줄이거나 끊게 되면 가장 먼저 나타나는 것이 '금단 현상'이다. 이는 극도의 스트레스를 유발하며, 예민한 상태가 지속된다.

❹ 회식이나 중요한 모임에 참석하지 않거나, 분위기에 어느 정도 동조하지 않는다면 사회적 활동에 제약이 생길 수밖에 없다. 또한 연애, 결혼, 출산 등과 같이 중요한 시기의 다이어트는 사회와의 단절을 촉진할 수도 있다.

다이어트 시작 후, 몸이 '뿅'하고 바뀐다면 좋겠지만 현실은 그렇지 않다. 더러워진 집을 깨끗하게 만드는 데에도 '청소'라는 고통(?)의 시간이 필요한데, 하물며 사람의 몸을 바꾸는 일이라면 그 고통이 오죽하랴. '청소'라는 과정에서는 먼지도 마셔야 하고, 지독한 냄새를 맡기도 하며, 손과 발이 더러워지기도 한다. 물론 우리가 이러한 과정이 두렵고 무서워서 청소를 안 하지는 않는다(단지 귀찮아서 안 할 뿐이다). 그리고 이러한 과정을 견뎌 내면 깨끗함, 뿌듯함, 청결함, 편안함이 보상처럼 뒤따른다. 다이어트의 과정 또한 마찬가지다.

❶ 운동 시작 후 겪게 될 근육통이 두렵겠지만, 이 애증의 감정은 머지않아 애정의 감정으로 바뀌게 될 것이다. 근육통은 열심히 운동한 자의 훈장과도 같아서 근육통이 없다면 오히려 서운하고, 근육통이 생겨야 비로소 뿌듯하고 기분이 좋아진다. 이는 젖산 역치를 높이는 과정이며 이 과정을 통해 체력이 늘고, 기초 대사량이 높아지고, 대사 활동이 활발해지는 것이다.

❷ 질환을 개선하고 난 뒤에는 이전의 고통을 반복하지 않기 위해 더 많은 관리와 노력 기울이게 될 것이다. '병'이라는 '큰 산'을 넘은 만큼 나의 건강 또한 한층 성숙해지게 된다. 두드릴수록 단단해지는 쇠처럼 말이다.

❸ 금단 현상을 극복하면 자존감이 하늘을 찌르게 된다. 이때의 자존감은

무엇을 마주하든 '할 수 있다'라는 자신감으로 탈바꿈하며, 이는 다이어트에 엄청난 동기부여가 된다.

❹ 사회활동에 많은 제약을 주는 다이어트지만 다르게 생각해 보면 더 나은 사회활동을 위한 수단이기도 하다. 더 건강한 회식, 더 건강한 모임, 더 건강한 연애, 더 건강한 출산을 위해서는 '건강한 나 자신'이 필요하기 때문이다. 이 노력은 더 즐겁고 행복한 사회활동을 할 수 있게 여러분을 단련시킬 것이다.

2
단계

정보

그렇다. 고통 없는 성장은 없다. 일시적인 변비, 간헐적 현기증, 근육통, 순간적인 예민함, 수면 방해, 공복감 등의 스트레스를 피해 갈 수는 없다. 이러한 현상들이 오래 지속되지 않게끔 노력하는 것이 더 중요하다. 위와 같은 현상이 2주~3주 이상 지속되거나, 현기증이 일 때 일시적으로 시야가 흐릿해진다면 다이어트를 잠깐 중단하고 올바른 식이요법과 충분한 휴식이 이루어지고 있는지 확인해봐야 한다. 다이어트의 균형과 조화를 위해 점검은 필수다.

체크: 나는 비만이면서 비만이 아니다

회원 관리를 하면서 받는 단골 질문 중 하나가 바로 '정체기'와 관련된 질문이다. 정체기라 하면 대부분 '체중의 정체기'를 가장 먼저 떠올릴 것인데, 이것은 변화 속에 나타나는 자연스러운 현상일 뿐이며 이를 이해하기 위해서는 '체중의 흐름'과 '체중감량의 유형'을 먼저 살펴보아야 한다.

체중의 흐름

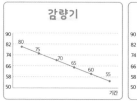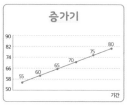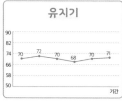

* 이 그래프는 이해를 돕기 위한 자료이며 짧게는 3개월, 길게는 10개월의 기간을 나타낸다. 따라서 평균 6개월의 그래프 기준을 따랐으며 한 달에 한 번씩 일정한 간격을 두고 측정했다고 가정한다.

감량의 흐름은 보는 것처럼 세 가지의 경우의 수만 존재한다. 시작점과 끝점을 이었을 때 그래프의 형태가 우하향의 형태를 보이면 감량기, 우상향의 형태를 보이면 증가기, 큰 변화 없이 횡보하면 유지기라고 한다. 이러한 흐름을 통해서 문제점과 오류를 잡아내기도 하고, 훗날의 다이어트 청사진을 그려볼 수도 있다.

체중의 흐름

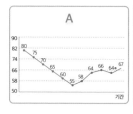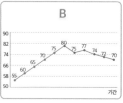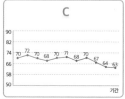

A의 경우처럼 좋은 감량의 흐름을 보이다가 추세가 바뀌어 증가기의 형태로 전환되었다고 가정하자. 다시 감량기로 전환하기 위해서는 많은 노력이 필요한데, 감량기의 좋은 '모델'을 앞에서 가져올 수 있기에 큰 시행착오 없이 추세의 전환이 가능하다. 반대로 B와 C처럼 감량을 목표로 했지만 오히려 체중의 증가기, 유지기를 겪게 된다면 현재의 흐름을 읽고 문제점을 좀 더 명확하게

찾아낼 수 있다. 다음은 체중감량의 유형이다.

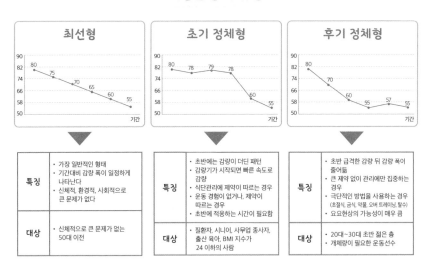

체중감량의 유형

체중감량의 유형은 크게 '최선형', '초기 정체형', '후기 정체형'으로 나뉜다. 최선형은 가장 이상적인 형태로 신체적, 환경적, 사회적으로 큰 제약이 없는 대상자들에게서 주로 나타난다. 식단, 운동, 휴식의 3박자가 조화롭다면 이러한 형태로 감량이 진행된다. 초기 정체형은 식단, 운동, 휴식 등의 문제로 다이어트에 차질이 생기지만 적응 후 본격적인 감량기가 시작되는 경우를 말한다. 질환자, 시니어, 산모, 활동량이 적은 사무직 종사자, BMI가 표준인 사람들도 감량 초기에는 정체 현상을 겪을 수 있다.

후기 정체형은 초반의 급격한 감량 뒤 감량 폭이 급격히 줄어드는 유형을 말한다. 초절식, 단식 등 극단적인 방법으로 진행하는 경우나 신진대사 활동량이 활발한 20대~30대의 젊은 층, 계체량이 필요한 운동선수에게서 많이 나타난다. 이러한 패턴은 대부분 글리코겐 손실이나 저염식으로 인한 체내 수분 고같이 원인이며 또한 일시적이다. 감량 이후 오랜 시간 정체가 발생하면 체중의 새로운 증가기의 국면을 맞이하기 쉽다.

각 유형에 따라 기간의 차이는 있지만, 감량 수치는 거의 비슷하다. 그 이유는 앞서 설명한 대로 '표준'의 범위로 진입할수록 체중은 감량기에서 유지기로 수렴되기 때문이다. 그렇다면 이 시기를 정체기라 볼 수 있을까? 그렇지 않다. 체중은 어디까지나 신체의 중량을 의미한다. 표준범위의 구간은 저체중, 과체중 범위에 비해 현저히 작고 이 작은 구간은 '최적의 상태'를 뜻하기 때문이다.

그렇다면 이 시기에는 어떠한 변화들이 생길까? 체중을 제외한 다른 중요한 것들이 긍정적으로 변화한다. 체형을 비롯해 라인, 골밀도, 호르몬, 혈액 구성 성분(적혈구, 콜레스테롤, 백혈구, 혈소판, 혈당), 혈압, 근육량, 지방량, 체력, 기초 대사량 등 우리에게 매우 유익한 변화를 안겨준다. 그렇게 유지기를 거치며 남성은 골밀도와 근육량의 증가로 다시 증가기로 바뀌게 되고, 여성은 추가적인 감량을 통해 미세한 우하향의 그래프를 만들게 되는 것이다. 나의 BMI가 현재 비만에 위치하는 것과 같은 이치다.

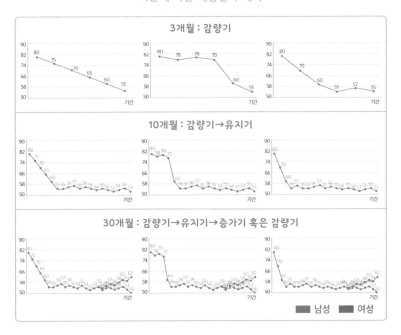

기간에 따른 체중변화 예시

아직도 정체기가 있다고 생각하는가? 감량이 이루어지지 않는 것은 초기 정체형 때문일 수도 있고, 표준범위에 가까운 BMI 때문일 수도 있다. 상황과 형태에 따라 체중의 일시적 정체만 발생할 뿐, 최선을 다해 다이어트를 한다면 이미 우리의 몸은 100% 바뀌게 된다. 체중만을 가지고 결과를 판단하지 말고 컨디션, 체력, 라인, 건강검진 등과 함께 올바른 방향으로 나아가고 있는지 먼저 관찰하자. 다이어트에 정체기란 없다. 체중의 정체 속에서도 우리의 몸은 끊임없이 발전하고 있다는 것을 기억하자.

추가: 다이어트 보조제는 세상 어디에도 없다?

다이어트를 하다 보면 다이어트 보조제나, 약물의 유혹에 흔들릴 때가 많다. 결론부터 말하자면, 지방을 분해하거나 다이어트에 직접적인 영향을 주는 보조제는 세상 어디에도 존재하지 않는다. 존재한다고 해도 대부분 부작용을 일으키거나 잠재적 문제를 발생시킬 수 있다는 것이다. 내가 이렇게까지 단호하게 말할 수 있는 이유가 무엇일까?

우리는 첨단을 달리는 정보화 시대에 살고 있다. 체지방 분해를 일으키면서 동시에 몸에 이로운 성분의 약이 존재한다면 우리는 벌써 그 식품을 접하고도 남았을 것이며, 국가 차원에서 이 약을 장려하는 것은 물론 전문가들까지 발 벗고 나서서 회원들과 환자들에게 처방을 내렸을 것이다. 20년 동안 다이어트 업계에서 활동해 온 나조차도 전문가 혹은 전문 기관으로부터 이러한 내용을 전달받거나 보고 받은 일이 없다. 단 한 차례도 말이다. 그러나 이미 이런 약을 판매하는 많은 업체가 광고를 통해 자신들의 제품이 마치 '신비의 묘약'이라도 되는 것처럼 포장하고 있다.

그동안 우리가 접했던 체지방 분해 보조식품이나 약물에는 체지방 분해의 '직접적인 도움을 준다'가 아닌 '도움을 줄 수도 있다'라는 꼼수가 숨어 있다. 바로 이 부분이 우리를 헷갈리게 만들고, 허위 판매자들의 주머니를 채우게 만든 것이다. 우민호 감독의 영화 《내부자들》에 나오는 명대사를 기억하는가? "끝에 단어 3개만 좀 바꿉시다. '볼 수 있다'가 아니라 '매우 보여 진다'로…" 보조제는 이처럼 말장난에 불과하다.

체지방 분해 보조식품은 가르시니아, 콤푸차, 시서스, 레몬밤 등이 대표적이다. 이런 것들이 함유된 제품을 본 전문가들의 의견은 거의 비슷하다.

❶ 인간에 관한 연구는 여전히 미비하며, 연구 결과 역시 연구자에 따라 다르다.

❷ 과다 복용 시 부작용이 발생할 수 있다. (설사, 구토, 두통, 소화 불량, 불면증 등)

❸ 효과를 보기 위해서는 식이조절과 운동을 병행해야 한다.

❹ 질환자의 경우에는 반드시 전문가와의 상담이 필요하다.

❺ 장기적인 복용은 삼간다.

❻ 사람에 따라 효과는 다르게 나타날 수 있다.

❼ 어디까지나 보조식품이므로 체중감량에 직접적인 영향을 줄 수는 없다.

나는 이러한 보조제가 '제로 음료'와 상당히 유사하다고 생각한다. 우리가 알다시피 제로 음료는 체지방 분해에 직접적인 영향을 주지 않는다. 다만 간접적으로 청량감을 주고 탄산음료의 갈증을 일부 해소해주기에 다이어트 보조 수단으로 활용하기에 적합할 뿐이다. 전문가들은 제로 음료가 이 같은 갈증 해소에 일시적인 도움을 줄 수 있을지는 모르지만, 단맛에 익숙해지거나 장기간 섭취하면 인슐린 저항성과 기타 호르몬에 악영향을 끼칠 수 있다고 경고한다. 적당히 잘 활용하면 득이 되지만 남용하거나 의존하게 되면 독이 될 수 있다는 얘기다.

결국 우리에게 필요한 것은 '올바른 판단'과 '안전하고 효과적인 방법'이다. 여기서 말하는 '효과'란 '효과적일 수 있다'가 아닌 '직접적으로 효과를 주는 것'이다. 이것의 구분은 매우 간단하다. 사랑하는 사람, 사랑하는 가족에게 적극적으로 권장하고 추천할 수 있으면 된다. 전 세계적으로 장려하고, 국가가 나서서 권장하고, 전문가들이 검증하고, 입을 모아 추천하는 '그것'. '그것'은 다름 아닌 '식이조절'과 '운동'이다.

다이어트 보조제를 맹신하고 의존하는 것보다 과자 한 줌을 덜 먹고, 당분이 들어간 음료수를 한 모금 덜 마시고, 스쿼트을 10회 하는 것이 더 효과적이라는 것이다. 다이어트에 성공하기 위해서는 '진짜'와 '진짜 같은 가짜'를 반드시 구분해야 한다. 내가 추천하는 다이어트에 필요한 '진짜'는 다음과 같다.

ⓐ 유산균
ⓑ 종합 비타민
ⓒ 오메가3

이 세 가지면 충분하다. 항산화 보조제, 마그네슘, 철분, 칼슘제 등은 개인의 특성을 고려하여 전문가와 상담하거나 스스로 판단하면 된다. 영양제와 보조식품은 어디까지나 식품에서 얻지 못할 수도 있는 영양소의 공급을 위해 존재한다. 결국 다이어트의 중심에는 보조제가 아닌 '나 자신'이 있어야 한다. 자신의 땀과 노력, 시간을 보조제 따위로 포장해서는 안 된다.

추가: 물, 알고 마시자

충분한 수분 섭취는 다이어트의 기본이다. 다이어트 시 수분을 충분히 공급하지 않는 것은 총 없이 전쟁터에 나가는 것과 같다. 물은 우리 몸의 약 60~70%를 차지하며 뇌, 심장, 혈액, 골격, 내장 등에 고루 분포되어 있다. 수분이 부족하면 많은 문제점이 발생하는데, 대표적으로 공복감, 갈증, 노화, 소화 기능 저하, 각종 질병에 노출(심장, 뇌, 신장 질환), 염증 수치 증가, 혈액 내 노폐물 증가, 변비, 집중력 저하, 기억력 저하, 피로감 등을 들 수 있다. 이러한 문제는 체내의 수분이 1%~2%만 부족해도 발생할 수 있기에 체내 수분 유지는 필수적이다. 다이어트 중이라면 말할 것도 없다. 이유를 좀 더 구체적으로 살펴보자.

❶ 섭취한 영양소를 운반하는 데 수분은 반드시 필요하다. 영양소의 소화, 흡수, 운반이 원활하지 않을 경우, 다이어트를 지속하기 어려워진다.

❷ 다이어트 중에는 공복감, 허기심이 발생할 수 있는데 수분의 부족은 이를 더욱 부추긴다.

❸ 가뜩이나 예민한 다이어트 기간에 수분이 부족하게 되면 피로감에 정신적 스트레스가 더해져 불면증, 불안감, 두통 등을 유발하게 된다.

❹ 체내 노폐물이나 염증이 많아지면 각종 질병에 노출되기 쉽다. 이를 해결하기 위한 가장 기본적인 방법이 충분한 수분 섭취다.

❺ 수분 부족은 순환계, 면역계에도 많은 영향을 끼친다. 체내 순환을 돕는 수분이 부족하면 근육의 성장이 더뎌질뿐더러 근육 경련까지 유발한다. 또한 체온조절에도 영향을 끼쳐 면역계에 심각한 문제가 발생한다.

❻ 다이어트와 운동을 병행할 경우, 체내의 수분은 더 빨리 고갈되기에 수분 섭취를 등한시해서는 결코 안 된다.

물론 여기서도 반드시 확인할 것이 있는데, 저혈압이거나 평소 싱겁게 먹는 식습관을 가졌다면 수분 섭취량을 한꺼번에 너무 많이 늘려서는 안 된다. 수분 섭취량을 늘리기 위해서는 나트륨 섭취량을 함께 늘려주는 것이 좋고, 수분의 공급도 점진적으로 천천히 늘려주는 것이 바람직하다. 또한 질환자의 경우 질환에 따라 수분 섭취가 필요한 질환과 수분 섭취의 조절이 필요한 질환으로 나뉘므로 주의를 요한다. 내용은 다음과 같다.

수분 섭취에 따른 질환 분류

A 수분 섭취가 필요한 질환
- 염증성 비뇨기 질환
  (전립선염, 방광염, 요로감염)
- 폐렴, 기관지염
- 고혈압 및 협심증
- 당뇨병

B 수분 섭취 조절이 필요한 질환
- 간경화
- 심부전
- 신부전증 및 부신기능저하증
- 갑상선기능저하증
- 저나트륨혈증

이 중 어디라도 해당한다면 반드시 전문의와 상담 후 올바른 수분 섭취 방향을 설정해야 한다. 수분 섭취를 할 때는 차 종류를 제외한 순수한 물을 섭취해야 하며, 한 번 섭취할 때 200ml~300ml 정도를 권장한다. 운동 중에는 카페인이 첨가된 음료나 차를 섭취해도 무관하며 최소 500ml 이상은 보충하는 것이 좋다. 이렇게 하루 주기 중 수분 1.5L를 섭취하면 각종 채소 및 음식으로 섭취하는 수분까지 포함해 2L 정도의 수분을 섭취한 것이 된다.

여기서 반드시 확인해야 할 것이 소변의 색깔이다. 소변의 색이 탁한 누런색이면 수분이 부족하다는 신호다. 항산화제나 비타민을 섭취하는 경우에도 소변이 노란색을 띠게 되는데 이때는 맑고 밝은 빛이 돌고, 정상적인 소변이니 크게 신경 쓰지 않아도 된다. 투명하거나 맑은 흰색의 소변은 수분이 과잉된 상태이니 이때는 2시간~3시간 정도 수분 섭취를 하지 않아도 된다.

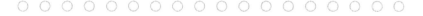

소변색으로 보는 건강 상태

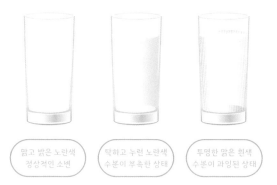

맑고 밝은 노란색
정상적인 소변

탁하고 누런 노란색
수분이 부족한 상태

투명한 맑은 흰색
수분이 과잉된 상태

운동을 하게 되면 몸의 70%를 차지하고 있는 수분을 사용하게 되는데, 운동 중 갈증이 나지 않거나 땀이 나지 않아도 몸 안에서는 탈수가 진행된다는 것을 알아두어야 한다. 운동 중 수분 섭취가 불가피한 까닭이다. 문제는 운동 중에는 소위 '물배'가 차기 쉽고, 수분 섭취가 익숙하지 않은 사람의 경우 이만한 곤욕이 없다. 그럼에도 물은, 마셔야 한다. 운동 중 수분 섭취량을 늘리는 방법에 대해 함께 알아보도록 하자.

❖ 운동 중 물을 잘 마실 수 있는 꿀팁!

❶ 희석하기
　　(1) 소량의 커피
　　(2) 우려내서 마시는 차 종류
　　(3) 라임, 레몬, 자몽 등과 같은 과일을 이용

맹물을 섭취하기 힘든 사람은 위와 같은 방법을 쓰되, 당분의 양을 꼭 체크해야 한다. 말린 과일류는 괜찮지만, 설탕이 가미된 과일청은 피하는 것이 좋다.

❷ 탄산수

(1) 시중에 판매되는 탄산수 중 당분이 없거나 극소량인 것
(2) 가정에서 만들어 먹는 탄산수 중 당분이 없는 것

❸ 알람

(1) 수분은 세트 중간중간 휴식 시간에 섭취하는 것이 이상적이다. 그러나 수분 섭취가 습관화되어 있지 않으면 쉬운 일이 아니다. 8분~10분 간격으로 알람을 맞춰놓고 매회 수분을 섭취하며, 한 번 섭취 시에는 한두 모금 정도가 적당하다.
(2) 운동을 하지 않을 때는 1시간~1시간 30분 간격으로 알람을 맞춰보자. 앱을 이용하는 방법도 있는데 검색창에 [물 섭취], [수분 섭취]를 검색하면 여러 앱의 활용이 가능하다.

정리하자면, 수분은 우리 몸에서 가장 많은 부분을 차지하는 매우 중요한 요소다. 수분을 제한해야 하는 경우를 제외하고, 끊임없이 보충해줘야 한다는 것이다. 다이어트와 수분은 한몸이나 마찬가지다.

추가: 단백질에 진심인 편

삶을 살아가는 데 있어 가장 중요한 것이 무엇이라 생각하는가? 사랑하는 사람 혹은 가족이 될 수도 있고, 사람에 따라 물질이나 직업, 권력, 명예, 건강 등이 될 수도 있을 것이다.

단백질은 영어로 'Protein'이다. 이는 그리스어 'Proteios'에서 유래되었으며 '가장 중요한 것'을 의미한다. 즉, 단백질은 다이어트에 있어서도 중요하지만, 삶을 행복하고 건강하게 살기 위해서도 매우 중요한 성분인 것이다. 단백질(蛋白質)을 한자로 풀어보면 '새알 단', '흰 백', '바탕 질'로 알을 구성하는 흰 부분을 의미하기도 한다.

단백질의 기능은 매우 많다. 근육을 생성하기도 하고, 피부 탄력을 만들어주고, 면역 시스템의 중추적인 역할을 하기도 한다. 또한 탄수화물의 고갈 시 에너지원으로 사용되기도 하며, 체내 호르몬이나 효소 생성의 역할도 한다. 이러한 단백질이 결핍되면 성장과 면역력이 저하되고, 노화와 빈혈 등의 부작용이 생기기도 한다. 이러한 이유로 단백질은 삶을 살아가는 데 반드시 필요하며, 특히 다이어트 중에는 단백질의 중요성이 더욱더 강조될 수밖에 없다. 그렇다면 이 중요한 단백질이 어디에 많고, 어떻게 섭취해야 하는지 알아보자. 단백질을 구성하는 기본 성분을 아미노산이라 부르는데, 아미노산은 다시 필수아미노산(9종)과 비필수아미노산(11종)으로 나뉜다.

단백질 원료가 되는 아미노산 종류

필수아미노산(9종류)	비필수아미노산(11종류)
• 류신 • 발린 • 이소류신 • 라이신 • 트레오닌 • 메티오닌 • 히스티딘 • 페닐알라닌 • 트립토판	• 글루탐산 • 글루타민 • 아스파라긴산 • 아스파라긴 • 아르기닌 • 시스테인 • 세린 • 알라닌 • 프롤린 • 글리신 • 티로신

우리의 몸에서 생성할 수 없거나, 생성하더라도 그 양이 너무 적어 반드시 음식으로 섭취해야 하는 것을 '필수아미노산'이라 하고, 우리 몸이 생성해 낼 수 있는 아미노산을 '비필수아미노산'이라 부른다. 그렇다면, 필수아미노산이 많은 식품은 어떤 것들이 있을까? 이는 인간의 특성을 이해하면 쉽게 알아낼 수 있다. 인간은 포유류이므로 포유류에 가까운 동물일수록 인간이 만들어야 하는 아미노산을 더 많이 생성해 낸다. 동물성 단백질이 식물성 단백질보다 필수아미노산의 비율이 높게 나타나는 이유도 그 때문이다.

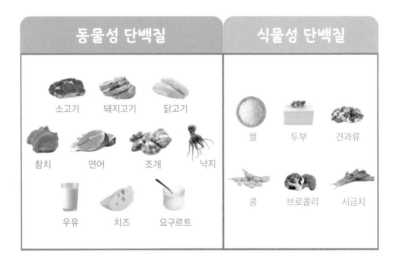

필수아미노산을 포함하고 있는 동물성 단백질을 '완전 단백질'이라 부르며, 필수아미노산의 요건을 충족하지 못하는 식물성 단백질을 '불완전 단백질'이라고 부른다. 이렇게만 생각하면 식물성 단백질을 멀리하고 동물성 단백질 위주로 섭취하는 것이 바람직해 보이지만 사실 그렇지는 않다.

동물성 단백질의 성분이 더 중요한 것은 맞지만 소화 흡수 과정을 거치면서 분자 형태로 잘게 쪼개지기 때문에 같은 양의 아미노산을 섭취하는 경우 동물성 단백질, 식물성 단백질 모두 체내 활용도가 똑같이 작용한다. 다이어트를 진행하는 과정에서 동물성 단백질만을 섭취한 그룹과 식물성 단백질만을 섭취한 그룹을 각각 나누어 실험했는데, 두 그룹 간의 뚜렷한 차이는 없었으며 식물성 단백질을 동물성 단백질의 '대안'으로 사용할 수 있다는 실험 결과가 나왔다. 동물성 단백질의 단점(지방 성분)을 식물성 단백질로 보완할 수 있다는 것이다.

앞의 내용들이 어렵게 느껴졌다면 머릿속에서 지워버려도 된다. 단, 종류와 형태에 상관없이 다양한 단백질을 섭취하면 몸에 이롭다는 것만 기억하자. 쌀, 현미, 잡곡밥을 먹을 때는 콩을 넣고, 육류를 먹을 때는 두부나 아보카도 같은 식물성 단백질을 혼합하여 식사 구성을 하면 가장 이상적인 식단이 되는 것이다. 우리는 이미 어느 정도 비슷한 형태로 혼용해 식사하고 있었기 때문에 적용하는 게 그리 어렵지는 않을 것이다. 이제 단백질을 얼마큼 섭취해야 하는지 좀 더 구체적으로 알아보자.

전문가들이 말하는 단백질의 양은 다양하게 해석될 수 있다. 그들이 주장하는 적정량은 과학적인 근거에 바탕을 둠과 동시에 개개인의 특성을 고려해 도출한 결과지만, 그보다는 조금 낮게 잡고 가야 한다고 나는 말하고 싶다. 그 이유는 다음과 같다.

❶ 단백질 섭취를 전혀 의식하지 않다가 다이어트 시 갑자기 섭취하면 많은 어려움이 생긴다. 따라서 현실적으로 섭취 가능한 수준이어야 한다.
❷ 계산하기 편하고, 지속하는 데 어려움이 없는 방법을 추구해야 한다.
❸ 대표적인 단백질 식품(닭가슴살 등)이 아닌 일반적인 식품(통밀 등)에서도 단백질 섭취가 가능하기에 그 양을 감안해야 한다.

나는 이 3가지 내용을 근거로 삼고 섭취량을 제시할 것이다. 내가 권장하는 단백질 섭취량은 성별에 상관없이 자기 '체중에 맞추는 것'이다. 가령 체중이 80kg인 사람은 하루 80g의 단백질을 섭취하면 되고, 체중이 60kg인 사람이면 하루 60g의 단백질을 섭취하면 된다. 물론 이러한 접근 방법으로도 하루에 필요로 하는 단백질 권장량을 모두 채우기란 쉽지 않다. 그래서 체중에 상관없이 50g부터 섭취하면서 천천히 섭취량을 늘려 가는 방법도 있다. 초반에 많은 양의 단백질을 섭취하면 오히려 다이어트 실패로 이어질 수 있으며, 스트레스 지수가 높게 나타나는 현상은 수도 없이 경험했다.

100g당 단백질 성분 비교

단백질 종류	100g당 기준 함량		
	단백질량(g)	탄수화물양(g)	지방량(g)
닭가슴살	23	2	1
저지방우유	4	6	1
소고기 사태	21	0	3
소고기 우둔살	20.7	0	4.5
돼지고기 뒷다리	21	0	3
계란 2개	14	2	7.5
참치캔	26	0	15
오리고기	19	0	27
고등어	19	0	10
연어	20	0	6
꽁치	23	0	19
볶은 땅콩	25	15	48
호두	15	12	65
아몬드	19	24	60
하루견과 4봉지	16	8	24
완두콩	9	20	1
병아리콩	19.3	30	2.5
귀리	14	70	3.5
통밀 식빵	11	48	2
두부	8	1	6
두유	3.3	4	3
낫토	18	14	5

붉은색이 동물성 단백질, 푸른색이 식물성 단백질이다. 가장 이상적인 방법은 다양한 단백질을 골고루 섭취하는 것이다. 그렇기에 어느 한쪽으로만 치우치지 않았으면 좋겠고, 정 힘들면 소스나 양념의 도움을 받더라도 골고루 섭취하는 것을 추천한다. 이제 체중이 80kg인 사람이 하루에 80g의 단백질을 어떻게 섭취할 수 있는지 확인해보자. 괄호는 단백질의 양이다.

아침: 견과류 1봉지(4g) + 저지방 우유 100ml(3g) + 귀리30g(4.5g) = 11.5g

점심: 계란 스크램블 2개(14g) + 낫토 50g(9g) + 통밀 식빵 50g(5.5g) = 28.5g

간식: 아몬드 한 줌(5g) + 닭가슴살 소시지 1개(20g) = 25g

저녁: 소고기 우둔살 100g(21g) + 현미밥 130g(4g) = 25g

이렇게 섭취할 수 있는 단백질은 총 90g으로, 목표했던 80g보다 10g이 늘었다. 여기서 문제는 단백질 외 탄수화물과 지방의 함량이다. 가령 삼겹살의 경우 100g당 단백질의 양이 닭가슴살과 똑같은 23g이지만 지방의 함량이 41g이나 되기 때문에 지방의 축적을 고민하지 않을 수 없다. 이렇듯 종류, 부위, 형태에 따라 구성 성분이 달라질 수 있음을 인지하고 접근한다면 올바른 단백질 섭취에 많은 도움이 될 것이다.

단백질 하면 떠오르는 '뜨거운 감자'가 바로 단백질 보충제다. 과연 단백질 보충제는 100% 믿을 만한가? 섭취 방법과 기준만 알고 섭취한다면 답은 'YES'다.

❶ 운동 후에는 반드시 보충한다.
❷ 단백질 섭취가 부족하다면 하루 1회 정도 대체해서 섭취할 수 있다.

❸ 1회 섭취 기준, 단백질 함량이 20g 정도 되는 제품을 선택한다.

❹ 국산품도 큰 문제가 없지만 가능하다면 수입품을 선택한다(원료의 질적인 차이, 물류비용에 따른 국산품의 거품).

운동 후 우리의 몸은 혈당의 안정화와 빠른 단백질 흡수를 원한다. 단백질 보충제는 식품보다 단백질을 더 빠르게 흡수하면서 근육 손실을 예방하고 피로 회복을 돕는다. 늦은 밤에 운동하는 경우, 식품의 섭취보다는 단백질 보충제가 접근성이 좋기에 특히 이럴 때 추천한다. 단백질 보충제의 좋고 나쁨의 차원이 아닌 특수한 상황에서의 효율성을 의미하는 것이다. 단백질 보충제를 잘 활용하기만 한다면 하루 권장량을 충족하면서 여유 있는 다이어트를 이어갈 수 있다.

추가: 무기질로 렙업하기

'나비 효과'라는 말이 있다. 사소한 변화가 큰 영향을 미칠 수 있음을 이르는 말이다. 6대 영양소 중 '무기질'이 이에 해당한다. 무기질은 우리 몸의 4% 정도를 차지하는, 비교적 비중이 작은 구성 요소지만 이 4%의 무기질에 결핍이 생길 경우, 체내에 심각한 문제를 일으킬 수 있다. 이렇게 중요한 무기질의 특징과 효능, 종류를 살펴보자.

무기질의 특징과 효능

특징	다른 영양소로부터 합성되거나 전환될 수 없기 때문에 반드시 식사로 섭취해야 한다
효능	대사작용, 항산화제의 원료, 삼투압 조정과 영양소 운반, 효소/촉매 작용, 체내 조직과 호르몬 생성
다량 무기질 (하루 100mg 이상 필요)	칼슘, 인, 나트륨, 칼륨, 마그네슘, 황
미량 무기질 (하루 100mg 미만 필요)	철, 요오드, 아연, 구리, 셀레늄, 망간

무기질의 종류

다량 무기질				미량 무기질			
칼슘 (Ca)	우유	치즈	두부 / 브로콜리	철 (Fe)	미역	시금치	케일 / 건포도
인 (P)	소고기	닭고기	돼지고기 / 생선	요오드 (I)	미역	생선	콩 / 우유
나트륨 (Na)	간장	된장	김치 / MSG	아연 (Zn)	새우	닭고기	돼지고기 / 달걀
칼륨 (K)	미역	감자	토마토 / 커피	구리 (Cu)	조개	게	우유 / 땅콩
마그네슘 (Mg)	우유	콩	견과류 / 시금치	셀레늄 (Se)	흑마늘	굴	브로콜리 / 새우
황 (S)	양배추	마늘	양파 / 브로콜리	망간 (Mn)	귀리	땅콩	마늘 / 시금치

무기질의 종류와 이와 관련된 식품들이 워낙 다양하기에, 이것들은 전부 이해하고 정량 섭취하기란 불가능에 가깝다. 그러나 반드시 섭취를 통해서만 무기질을 공급할 수 있고, 무기질이 우리 몸에 매우 중요한 기능을 한다는 사실만은 알고 가자. 이 표에서 확인할 수 있듯 무기질에는 몇 가지 특성이 있다.

❶ 과일보다는 채소 종류가 많다.

❷ 단백질의 종류를 쉽게 확인할 수 있다.

❸ 중복되거나 겹치는 식품들이 있다.

❹ 메인 음식보다는 곁들이, 소스, 고명의 느낌이 강하다.

살아가는 데 있어 '집'은 매우 중요한 요소이다. 집은 인간의 기본적 욕구인 '안전의 욕구'를 충족시켜주고 생활의 쾌적함과 편리함을 가져다준다. 가장 많은 고민, 가장 많은 노력, 가장 많은 비용을 집에 투자하는 까닭이다. 만약 내가 원하는 집을 얻었는데, 하자가 있거나 필요한 물품이 없다면 어떨까? 수도가 고장나거나, 난방이 안 되거나, 불이 들어오지 않거나, 문이 잠기지 않는다면 집은 그 기능을 상실하게 된다. 또한 냉장고, 선풍기, 에어컨, TV, 소파, 침대, 식탁, 세탁기, 건조기 등이 없으면 생활은 할 수 있겠지만 많은 불편을 감수해야 할 것이다.

무기질은 바로 이러한 역할을 한다. 필수 에너지원인 탄수화물, 지방, 단백질과 함께 섭취했을 때 무기질의 효과는 빛을 발하며, 우리 몸에 안정감을 주어 신체가 제 기능을 할 수 있게 돕는다. 현미밥에 달걀 반찬을 먹는 것은 매우 좋은 식단이며, 견과류를 넣은 샐러드나 김치, 김 등을 함께 먹는다면 금상첨화다.

비빔밥, 백반, 김밥, 잡채, 덮밥, 샌드위치, 햄버거, 카레, 볶음밥, 피자, 파스타, 스테이크, 케밥, 만두의 공통점을 잘 생각해보자. 이 음식들은 언제든 다양한 형태로 바뀔 수 있는 변화무쌍한 음식들이다. 마음만 먹으면 탄수화물, 지방, 단백질, 무기질, 비타민의 비율을 바꿀 수 있고, 얼마든 다이어트식으로 바꿀 수 있는 완벽한 균형의 음식들이다. 우리는 그동안 불필요한 것을 너무 많이 첨가했고, 과하게 섭취했다. 그래서 문제가 생겼던 것뿐이다. 무기질을 채워주는 방법은 그리 어렵지 않다. 다이어트 시 무기질은 '아이템'이라고 볼 수 있다. 이를 어떻게 활용하느냐에 따라 당신의 레벨이 달라질 것이다.

제거: 냉장고는 비우고, 배달 앱은 지우고

　무언가에 집중하고 몰입할 때 중요한 요소 중 하나가 '환경과 분위기'다. 잘 갖춰진 환경과 분위기는 업무의 능률과 성과를 높이는 데 큰 역할을 한다. 다이어트도 마찬가지다. 주어진 환경과 상황은 제각각이겠지만 주어진 환경 안에서 '최상의 효과'를 낼 수 있는 '최적의 상태'를 만든다면 다이어트 성공에 좀 더 빠르게 다가갈 수 있다.

　식사 환경과 분위기 역시 결코 무시할 수 없다. 앞서 설명했던 것처럼 천천히 식사하기, 남기고 버리고 덜어내기, 젓가락으로 식사하기 등의 노력을 할 수 있지만 여러 사람과 함께 식사하는 자리에서 이러한 실천을 하기란 쉽지 않다. 많은 용기가 필요하다는 것이다. 뭐든 시작이 어렵다. 이러한 분위기를 꾸준히 만들어 간다면 통제와 조절이 이전보다는 수월해질 것이다. 천천히 먹는 나를 이해해줄 것이고, 남기고 버리기 전에 적정량을 알아서 조절하게 될 것이다. 환경과 분위기 조성에는 용기와 결단이 반드시 요구된다.

　우리는 일상에서 환경과 분위기를 맞추기 위해 크고 작은 결정을 할 때가 있다. 계절이 바뀔 때마다 옷과 이불을 교체하고, 심경의 변화가 생길 때면 외형적인 모습을 바꾸기도 한다. 또한 여행, 모임, 행사, 미팅이 있는 경우에는 그 환경과 분위기를 맞추기 위해 평소 입지 않던 옷과 심지어 행동거지나 말투까지 바꿔가며 '톤 앤 매너'를 유지하려 한다. 이처럼 우리는 일상에서 알게 모르게 환경과 분위기를 맞추기 위한 노력을 하고 있었다. 그렇다면 이제는 성공적인 다이어트를 위한 최적의 환경과 분위기를 만들 차례다. 그 첫 번째는 바로 '냉장고 정리'다.

❶ 유통기한이 지났거나 상한 음식을 버린다.
❷ 다이어트에 도움이 안 되는 음식을 버린다.
❸ 다이어트 식품을 채울 공간을 확보한다.
❹ 다이어트에 필요한 식품 리스트를 작성한다.
❺ 다이어트 식품을 정리해서 채워 넣는다.

냉장고는 상황에 따라 개인이 사용할 수도 있고, 가족이나 타인과 함께 공용으로 사용할 수도 있다. 상황에 따라 융통성을 발휘해 보도록 하자. 일단 유통기한이 지난 것들이나, 위생이 안전하지 못한 것들은 과감하게 버린다. 여기에서조차 용기를 내지를 못한다면 남들 앞에서 남기고, 버리고, 덜어내는 건 어떻게 할 셈인가? 다이어트 실전에 앞서 자신을 테스트할 수 있는 기회라 생각하면 편하다.

이렇게 1차적으로 불필요한 것들을 제거한 뒤에는 다이어트에 무익한 것들을 처리한다. 술, 냉동식품, 고칼로리 소스, 당분이 들어간 음료수, 과자, 떡, 빵, 아이스크림 등이 이에 해당된다. 눈에서 멀어져야 마음에서도 멀어질 수 있다. 다이어트 중간중간 찾아오는 공복감과 허기에 무심코 열어본 냉장고에서 이러한 음식들을 마주하게 된다면 엄청난 갈등에 시달리게 될 것이기 때문이다.

하지만 공용으로 사용하는 냉장고라면 이를 처리하기란 쉽지 않을 것이다. 이때는 '극한의 훈련'이라 생각하고 마인드 컨트롤을 해야 한다. 이런 비유가 어떨지는 모르겠지만, 고도의 집중력을 요구하는 양궁 선수들의 훈련 방법을 아는가? 그들은 관중으로 꽉 찬 시끄러운 경기장에서 훈련하며 극한의 환경을 극복한다. 실제로 이러한 훈련을 통해 우리나라 선수들의 양궁 실력은 지금까지도 세계 최고의 수준을 유지하고 있다. 우리도 이러한 훈련을 하는 것이다.

누군가 옆에서 치킨을 먹고 있다고 해도, 우리는 참아야 한다. 눈으로 보고, 귀로 듣고, 코로 냄새를 맡을지언정 손은 반응하지 말아야 한다. 그 짧은 순간이 1년 같겠지만, 그 순간을 견딤으로써 훗날 나의 몸과 정신은 환호성을 지르며 트로피를 거머쥐게 될 것이다.

본론으로 다시 돌아와서, 이렇게 무익한 것들을 정리하고 나면 냉장고의 일정 공간을 비워 놓는다. 이 공간은 다이어트 성공을 위해 존재하는 나만의 소중한 공간이다. 그렇게 필요한 리스트를 작성하고 난 뒤 그곳에 건강한 다이어트 음식들을 조금씩 채워나가면 된다. 냉장고 정리가 별거 아닌 것처럼 보일지 모르겠으나, 음식이 가장 많이 담긴 공간이기 때문에 다이어트에 앞서 냉장고 정리는 필수다. 다이어트 성공을 이루려는 나의 의지와 냉장고의 현황(?)이 일치하지 않을 경우, 다이어트는 실패로 이어질 수 있다는 것을 명심하자.

냉장고 정리와 더불어 제거해야 할 것이 하나 더 있다. 바로 '배달 앱'이다. 이 역시 잘만 사용하면 매우 편리한 식사를 할 수 있지만, 배달 앱으로 인해 야식, 인스턴트 음식 등을 필요 이상으로 많이 먹고 있다면 과감히 삭제하는 것이 좋다. 근본적인 문제를 뿌리째 뽑아냄으로써 완전히 새로운 환경을 조성하는 것이다.

샐러드, 포케, 연어, 육회, 구운 생선, 타코, 월남쌈, 다이어트 도시락, 슈가프리, 두부, 콩 등이 찜 목록에 추가되어 있다면 오히려 배달 앱을 적극적으로 활용할 수 있는데 '대부분은 그렇지 않다는 걸 알기에' 길게 고민하지 말고 삭제하길 바란다. 좋아하는 것들을 버려야 하는 상황이지만 훗날 더 아름답고 멋진 모습으로 만나기 위한 아름다운 이별이라고 생각했으면 한다. 지방과 이별하고 내가 좋아하는 것들을 마주하면 삶은 더없이 행복하고 즐거울 것이다.

승리의 그 날을, 끊임없이 상상하자.

제거: 어지러우면 탄수화물을 먹어라

선물 받는 걸 싫어하는 사람은 없을 것이다. 만약 누군가 '다이어트 성공'을 선물해 준다면 기분이 어떻겠는가? 말로 다 형용할 수 없는 기쁨과 환희를 느낄 것이다. 여기서 우리가 꼭 알아두어야 하는 게 있다. '우리의 몸에도 선물을 담을 수 있는 선물 주머니가 있다는 것'이다. 이 주머니가 바로 '탄수화물 주머니'다. 탄수화물 주머니를 어떻게 사용하고 활용하느냐에 따라 다이어트가 성공에 가까워지기도 하고 멀어지기도 한다. 우리에게 있는 이 선물 주머니는 다이어트 성공의 '잠재력'을 뜻한다. 먼저 '탄수화물의 종류'와 '탄수화물 주머니'에 대해 살펴보자.

단순당과 복합당의 특징

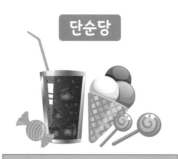

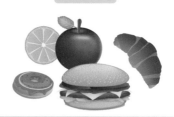

단순당	복합당
단당류, 이당류	다당류
포도당, 과당, 갈락토오스 설탕, 맥아당, 유당	녹말, 식이섬유, 글리코겐
소화 흡수가 빠름 혈당 급상승 인슐린 과다 분비 스트레스 호르몬 분비 체내에 쌓여 지방으로 축적 당뇨, 비만, 심혈관 질환 등을 유발	소화 흡수가 느림 혈당의 안정적인 상승 인슐린 정상 분비 체내에 쌓이지 않고 배출

탄수화물의 종류는 크게 두 가지로 구분할 수 있다. 이를 좀 더 쉽게 풀어 보면 다음과 같다.

단순당과 복합당의 특징

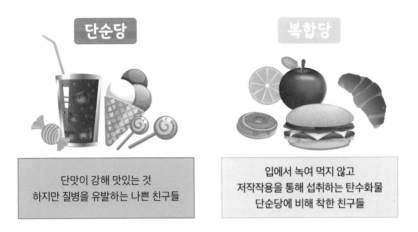

이 정도로만 이해해도 충분하다. 이러한 탄수화물은 모두 '간'과 '근육'이 라는 탄수화물 주머니에 저장된다.

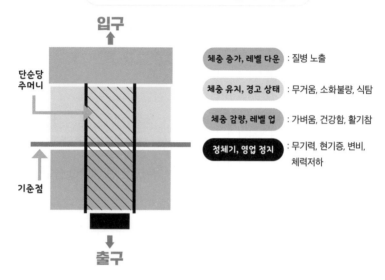

탄수화물 주머니의 모형과 특징

입구

단순당
주머니

기준점

출구

체중 증가, 레벨 다운 : 질병 노출

체중 유지, 경고 상태 : 무거움, 소화불량, 식탐

체중 감량, 레벨 업 : 가벼움, 건강함, 활기참

정체기, 영업 정지 : 무기력, 현기증, 변비, 체력저하

탄수화물 주머니에는 흡수되는 '입구'와 소비되는 '출구'가 있고, 입구보다 출구가 작다는 특징이 있다. 또 하나의 특징은 단맛을 내는 나쁜 녀석들이 단순당 주머니에 저장된다는 것이다. 공간이 작아 탑을 빨리 쌓기도 하지만 출구와 가까워 소비 또한 빠르다. 여기서 한 가지 기억해야 할 것이 탄수화물 주머니의 구간이다. 기준점을 중심으로 파란색 부분까지는 안전한 범위이지만, 그 위로 탄수화물이 계속해서 쌓이게 되면 경고 수준으로 넘어간다.

이렇게 계속 쌓일 경우, 빨간색 범위인 위험 단계로 바뀌게 되는데 우리가 기억해야 할 또 하나의 구간이 있다. 바로 파란색 안전 범위 밑의 검정색 구간이다. 파란색 구간에 있던 탄수화물들이 고갈되어 검정색 부분까지 도달하면 힘을 쓰지 못하고 몸은 정지 상태가 되고 만다. 결국 파란색 범위 안에 탄수화물이 유지되는 것이 가장 이상적인 상태라는 것을 알 수 있다.

탄수화물의 주머니는 사람마다 다르다. 유전적으로 작거나 클 수도 있지만 이러한 경우도 대부분 노력으로 크기를 늘이거나 줄일 수 있다.

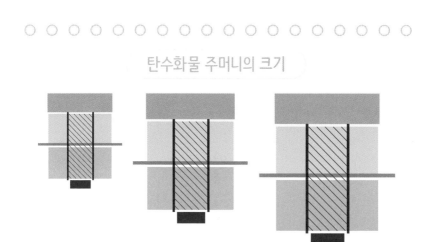

탄수화물 주머니의 크기

그렇다면 사람마다 탄수화물 주머니의 크기가 다른 이유는 무엇일까? 앞서 설명한 것처럼 탄수화물 주머니가 '근육'이기 때문이다. 탄수화물 주머니는 기초 대사량과 같다고 생각해도 무방하다.

여기서 잠깐!

기초 대사량이 높은 것이 좋은 것일까, 낮은 것이 좋은 것일까? 당연히 높은 것이 좋다. 사람의 근육은 1kg당 하루에 약 13kcal~15kcal를 소비한다. 가령 근육이 20kg이라면 가만히 있어도 하루에 300kcal를 소모하고, 30kg이라면 가만히 있어도 450kcal를 소모하게 되는 것이다. 여기서 유추해 볼 수 있는 것은 여성보다 남성이 근육량이 더 높으므로 기초 대사량 또한 높고, 섭취하는 요구량도 많다는 것이다. 이렇게 탄수화물의 주머니는 근육량에 따라 달라지는데, 바뀌지 않는 것이 하나 있다. 다름 아닌 탄수화물의 입자다. 단순당의 입자를 1, 복합당의 입자를 2로 상정하고 설명하겠다.

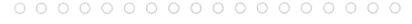

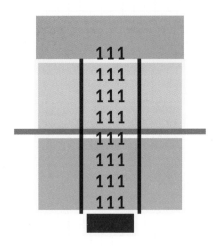

탄수화물 주머니 예시 1

111
111
111
111
111
111
111
111

그림에서 보는 것처럼 단순당은 단순당 주머니에만 존재할 수 있다. 파란색 부분에 위치해야 할 단순당이 소비되지 않거나 혹은 섭취하는 양이 많아지면 빠르게 경고-위험 단계로 높아진다는 것이다. 이는 복합당의 섭취 여부와는 무관하게 작용한다. 바로 이 부분이 우리가 단순당을 멀리해야 하는 이유다. 문제는 이뿐만이 아니다. 빨간색 범위로 올라가면 지방만 축적되는 것이 아니라 당뇨, 비만, 고혈압 등의 대사성질환과 심혈관 질환을 유발하게 된다. 심지어는 탄수화물 주머니의 크기까지 줄어들게 만든다. 이는 매우 치명적인 일이 아닐 수 없다.

탄수화물 주머니 예시 2

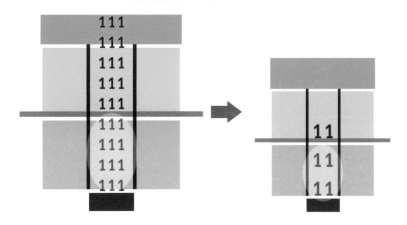

2
단계

정보

이 그림처럼 탄수화물 주머니가 작아지게 되면 단순당의 저장량 또한 줄어들게 된다. 이러한 현상은 빠르게 위험 수준에 도달하게끔 만들고, 결국 지방 축적이 가속화된다(체지방이 늘어나는 과정). 이럴 때 '저탄고지 식단'이나 '케톤식'의 접근이 용이하다. 물론 오랜 시간 지속되어서는 안 되고, 파란색 구간을 완벽하게 유지하는 상태를 만들어 탄수화물 주머니의 크기를 점차 늘려가면 되는 것이다.

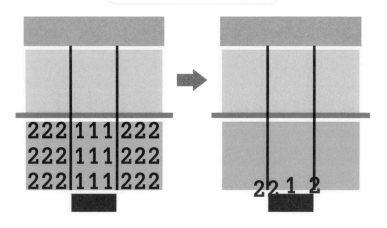

이와는 대조적으로 나타날 수 있는 현상이 '케톤증'이다. 이는 안전 범위 내에서 단순당과 복합당이 부족하여 검정색 부분에 도달하려 할 때 발생하는 현상이며 두통, 피로감, 어지럼증, 불면증, 구역질, 나쁜 입 냄새, 운동 지구력 감소 등을 동반한다. 일반적으로 우리가 알고 있는 다이어트법은 대부분 위험군의 질환자를 대상으로 적용 가능한 방법들이며, 제약조건 또한 많다. 즉, 해당 질환을 앓고 있는 사람들에게는 효과적일 수 있지만 자기도 모르는 다른 질환을 앓고 있는 사람들이라면 위의 방법들이 더욱 심각한 문제를 초래할 수 있다는 것이다.

우리는 질환자가 아니라는 것을 전제로, '다이어트'라는 하나의 목적을 갖고 출발선에 선 사람들이다. 다이어트다운 다이어트를 할 준비가 되었다는 것이다. 단맛이 느껴지는 당분은 최대한 멀리하고, 탄수화물의 섭취를 조금씩 줄이자. 언제까지? 두통, 피로감, 어지럼증, 불면증, 구역질, 나쁜 입 냄새, 운동 지구력 감소 등이 나타날 때까지 말이다. 이것이 최선의 방법이자 최고의 방법이다. 탄수화물의 주머니가 커져야 우리가 좋아하는 음식을 맛있게 즐길 수 있고, 몸도 건강해질 수 있다. 탄수화물은 어쩌면 '선물'이다.

제거: 착한 지방과 나쁜 지방

다이어트의 목적 가운데 하나는 우리 몸에 축적된 다량의 지방을 제거하는 것이다. 지방을 없애고 근육을 만들면 탄력 있고 건강한 몸으로 재탄생하게 된다. 지방을 없애기 위해서는 3대 영양소 중 하나인 지방에 대한 올바른 섭취법을 알아야 한다. 지방이라고 하면 흔히 삼겹살과 같은 고기를 떠올리기 쉬운데 모든 고기가 삼겹살 같은 건 아니다. 고기는 부위마다 지방과 단백질 함량이 다르고 단백질 함량이 높은 부위는 다이어트 시 섭취해도 별문제가 없다. 또한 지방의 형태도 다양해서 잘만 활용한다면 입이 즐거운 다이어트를 할 수 있다.

❶ 블랙 리스트 지방

- 트랜스 지방산: 마가린, 쇼트닝, 마요네즈, 경화유, 가공버터, 가공유지, 가공유크림, 식물성크림 등
- 식용유: 식물성유지, 옥수수유, 대두유(콩기름), 해바라기유, 포도씨유, 카놀라유, 채종유, 미강유(현미유) 등

트랜스 지방산의 경우, 소량만 섭취해도 우리 몸에 악영향을 미칠 수 있기에 되도록 섭취를 삼가는 것이 좋다. 베이커리, 냉동식품, 과자, 패스트푸드 등 워낙 다양하게 사용되기 때문에 경계 대상 1호라고 볼 수 있다.

식용유 같은 경우, 올리브유를 제외한 거의 모든 식용유를 멀리하는 것이

좋다. 식용유를 사용하는 대표적 음식은 튀김인데, 조리 과정에서 많은 양의 트랜스 지방산이 생긴다. 다이어트 시 튀김류를 특히 피해야 하는 까닭이다.

❷ 그레이 리스트 지방

• 포화지방: 닭, 돼지, 소고기 등 동물성 지방

우리는 흔히 포화지방을 섭취하면 안 되는 나쁜 지방으로 알고 있다. 이는 절반은 맞고 절반은 틀린 얘기다. 포화지방을 많이 섭취하게 되면 혈관이나 몸 곳곳에 쌓여 심혈관계에 악영향을 미치는 것이 사실이지만, '나쁜 포화지방'이 아닌 '착한 포화지방'을 얻을 수 있는 고기도 있다. 소고기만 하더라도 육회용으로 쓰이는 우둔살과 홍두깨살은 거의 단백질로만 구성되어 있다. 그렇기에 다이어트를 할 때 지방함량이 적은 부위를 구분해 섭취하게 되면, 맛있고 균형 감 있는 식단을 유지할 수 있다.

안심 부위 역시 단백질 함량이 높아 다이어트 시 좋은 단백질 공급원이 될 수 있다. 그러나 스테이크용으로 많이 쓰이는 등심이나 살치살의 경우 지방의 함량이 높으니 주의해야 한다. 닭의 경우에는 우리가 잘 알고 있는 가슴살과 안심, 그리고 똥집이라 불리는 근위(모래주머니)를 좋은 단백질 공급원으로 꼽을 수 있다. 돼지도 소나 닭과 마찬가지로 안심 부위의 단백질 함량이 높다.

❸ 화이트 리스트 지방

• 불포화지방: 올리브유, 아마씨, 아보카도, 견과류, 연어, 고등어, 오메가3 등

불포화지방은 LDL 콜레스테롤 수치와 중성지방 수치를 낮춰주고 암세포의 증식을 억제하는 효과가 있다. 심혈관 질환과 당뇨병 예방은 물론 세포의

손상을 막아주고 인지 능력 향상에도 도움을 준다. 특히 오메가3를 섭취하면 식욕 억제에 탁월한 '랩틴 호르몬'이 분비된다. 이처럼 불포화지방은 우리 몸을 이롭게 하는 순기능적 역할을 담당한다.

철저하게 피해야 할 블랙 리스트 지방, 적절한 부위를 선택한다면 도움이 될 수 있는 그레이 리스트 지방, 우리 몸에 이로운 화이트 리스트 지방을 알아보았다. 지방은 3대 영양소 중 하나이다. 반드시 섭취해야 하는 필수영양소라는 것이다. 감량하는 과정에서 없어서는 안 될 중요한 요소이지만, 그동안 블랙리스트 지방과 지방함량이 높은 포화지방을 너무 많이 섭취했던 것도 사실이다. 이제는 체중감량을 위해 올바른 지방 섭취가 이루어져야 할 때이며, 지방이 다이어트의 '주적'이라는 사실 또한 잊어서는 안 될 것이다.

제거: 술로 흥한 자, 술로 망한다

술이 누군가에게는 정신적인 위로를 주는 친구 같은 존재일 수 있지만, 이는 어디까지나 애주가들끼리의 해석일 뿐… 다이어트에 있어 술은 매우 치명적이다.

정상적인 사람의 간은 시간당 약 8g~9g의 알코올을 해독한다. 16도의 술에는 100g당 16g의 알코올이 들어 있다. 그렇다면 소주 한 병(330ml)에는 약 50g의 알코올이 들어 있으며, 이를 해독하기 위해서는 약 6시간이 소요된다. 이렇게만 설명하면 음주의 심각성이 크게 와닿지 않을 것이다. 하지만 간의 기능을 일부라도 살펴보면 얘기가 달라진다.

간은 운동을 잘할 수 있게끔 만들어 주는 글리코겐과 근육합성에 필요한 단백질을 저장하는 역할을 한다. 또한 장에서 흡수된 영양분을 공급하며, 이는 우리 몸이 영양 결핍에 걸리지 않도록 해준다. 술처럼 '유해한' 물질을 해독해주는 기능도 있다. 이처럼 간은 500가지가 넘는 일을 담당하는 매우 중요한 기관이다. 간의 기능이 떨어지거나 문제가 생기면 대사 작용에 큰 문제가 생기며, 쉽게 피로해지고 이내 무기력해진다.

다이어트 시 칼로리를 많이 소비하기 위해서는 근육량도 증가해야 하고, 기초 대사량도 높아져야 한다. 그래야 섭취 대비 소비량을 늘려 몸 밖으로 지방을 걷어낼 수 있기 때문이다. 하지만 이를 담당하는 간이 제 역할을 못 한다면 합성, 저장, 소화, 흡수, 방출을 제대로 할 수 없으며 무엇보다 무기력함이 생겨 우리의 실천을 방해할 것이다.

다이어트에서는 외형적인 모습도 간과할 수 없다. 체중은 적게 나가지만 몸에 탄력이 없다면 만족도는 떨어질 수밖에 없다. 이러한 역할 또한 간이 담당하므로 간의 기능이 원활하게 작동될 수 있도록 늘 신경 써야 한다.

다시 말해 간은 우리 몸에 있어 육체적, 심미적으로 매우 중요한 역할을 한다. 소주 한 병을 마시게 될 경우, 6시간의 해독 작용만 생각해야 하는 것이 아니라 이로 인해 약 6일간의 다이어트 손실이 일어난다는 것을 깨달아야 한다.

하지만 애주가들이나 사회활동이 활발한 사람들에게 음주는 심리적인 안정감을 주고, 스트레스를 해소해주는 큰 역할을 한다. 술을 즐기지 않는 사람들에게는 해당 사항이 없지만, 술의 맛을 아는 사람들에게는 다이어트 시 금주가 큰 곤욕일 수밖에 없다. 지금부터 명쾌한 해답을 주겠다.

"마셔라! 대신, 기준과 규칙을 정하라!"

육체적, 사회적 건강도 중요하지만 심리적 건강도 빼놓을 수 없다. 우리가

'워너비'라 칭하는 사람들 가운데서도 애연가와 애주가가 상당히 많다. 이들은 단순히 음주나 흡연을 '했다, 안 했다'로 접근하는 것이 아니라 '조절했다, 조절 안 했다'로 구분하는 사람들이다. 무익한 것을 하기 위해서는 유익한 것들이 반드시 더 많이 필요하고, 관리를 소홀히 했던 날이 있으면 집중하고 몰입하는 날이 더 많게끔 관리하는 것이다. 하지만 대부분의 사람들은 기준과 규칙 없이 무익한 것만 마주하다 보니 무너질 때 더 심각하게 무너지고 만다.

무익한 것을 한다면 그만큼 유익한 것을 채우려는 노력이 더 많이 필요하다. 그리고 무익한 것을 통해 생겨나는 문제들에 대해서도 스스로 책임질 줄 알아야 한다. 이것이 바로 육체, 사회, 정신의 균형이다. 내가 그 기준을 제시하겠다.

❶ 음주는 반드시 주 2회로 제한한다.
❷ 음주 후 이틀은 반드시 금주한다.
❸ 한 번 마실 때 이 기준(택1)을 지켜라.
   ❖ 맥주 700ml (355ml×2캔)
   ❖ 소주 반병
   ❖ 막걸리 반병
   ❖ 와인 180ml~200ml × 2잔
   ❖ 양주 스트레이트 잔 × 2잔
❹ 음주 시 되도록 단백질 위주의 안주를 고른다.
❺ 음주 후 다음 날 평소와 같은 패턴을 유지한다.
❻ 음주 전후로 수분을 충분히 보충한다.

즉, 오늘의 음주가 내일의 다이어트에 영향을 미치면 안 된다는 것이다. 평소 술을 좋아하고 잘 마시는 사람들의 경우에는 위 기준을 보고 헛웃음을 터뜨릴 수도 있을 것이다. 하지만 기억하자.

"현재의 내 모습은 과거의 내 행동이 빚어낸 결과물이다."

그동안 즐거웠던 시간을 잠시 내려놓고 몸에게 휴식을 선물하자. 이 선택은 훗날 당신의 삶을 더욱 윤택하게 만들어 줄 것이다. 지금의 노력을 통해 자신감 넘치는 미래의 '나'를 만들 수 있길 바란다.

반전: 음식에도 MBTI가 있다?

다이어트를 하면서 한 번쯤은 영양소의 대혼란을 겪는다. 다이어트 식단의 핵심은 균형과 조화인데, 이걸 잘 모르고 접근하면 식단을 구성하는 과정에서 영양소가 한쪽으로 치우치게 된다. 가령 소고기는 지방, 단백질, 비타민 등 영양소가 풍부해 좋은 다이어트 음식으로 꼽히지만 '단백질만을' 공급하려는 사람에게 소고기는 그리 좋은 선택이 아닐 수 있다는 것이다. 또한 같은 소고기라도 부위에 따라 성분과 비율이 다르게 나타나기 때문에 이 지점에서 혼동이 생길 수밖에 없다. 영양소의 확인이 처음에는 낯설고 어렵게 느껴지겠지만, 조금만 관심을 기울인다면 습득하는 건 금방이다.

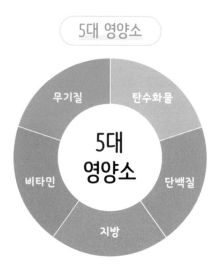

우리는 5명의 친구(탄수화물, 지방, 단백질, 비타민, 무기질)만 기억하면 된다. 이 정보화 시대에 검색 몇 번만으로 모든 영양소를 확인할 수 있으니, 이보다 좋은 환경이 또 어디 있겠는가? 식재료의 영양소를 확인하고 섭취한다면 음식을 즐기는 새로운 재미를 느끼게 될 것이다. 메뉴를 고를 때나 식사 전, 식사 중에 확인해보는 것도 좋은 방법이고, 하루를 마무리할 때 그날 섭취했던 음식들을 차례로 검색해보는 것도 좋다. 놀라운 사실은, 이렇게 1주일만 습관을 들이면 식단의 50% 이상을 맞힐 수 있고, 2주만 하면 식단의 80% 이상을 맞힐 수 있게 된다.

나중에는 어떤 영양소가 초과하고, 어떤 영양소가 부족한지 눈대중만으로도 거의 정확하게 알게 되어 양질의 식단을 빠르게 구성할 수 있게 된다. 이러한 능력은 나만의 다이어트 식단을 더욱 파워풀하게 만들어 줄 것이다.

여기서 또 한 가지 확인해야 하는 것이 있는데 바로 '영양 성분표'의 확인이다. 영양 성분표를 보면 섭취하는 식품의 영양소도 말고도, 영양 성분의 양과 비율까지 알 수 있다. 문제가 있다면, 이러한 영양 성분표는 개개인의 특성을 고려하지 않고 평균을 기준으로 삼았다는 것이다. 성인이라는 것은 동일하나 성별과 나이, 활동계수, 기초 대사량 등이 자신에게 꼭 들어맞지 않을 수 있다.

이렇게만 본다면 성분표를 보고 음식을 섭취하는 것이 큰 의미가 없어 보일지 모르겠으나, 그럼에도 성분표를 확인하는 습관은 매우 중요하다. 작고 사소한 습관이 다이어트를 전략적으로 할 수 있게끔 돕는다. 결국 우리는 객관적인 성분표를 '우리에게 어떻게 적용할 것인가?'에 대한 답을 찾아야 한다.

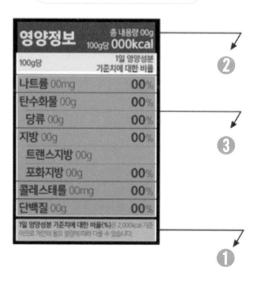

❶ 성분표의 기준은 성별 구분 없이 2,000kcal를 기준으로 한다. 이를 기준으로 용량과(g, mg) 비율(%)을 설명하는 것이니, 자기에게 맞춰 적용하면 된다. 그 이유는 앞서 설명한 대로 성별, 활동계수, 기초 대사량 등의 차이에 따라 섭취 요구 조건이 달라지기 때문이다. 여기서는 가능한 한 비율을 보수적으로 판단하는 것이 좋다. 단백질을 제외하고, 제공되는 비율의 5%~10%를 추가해 확인한다면 다이어트에 이로운 판단을 내릴 수 있다.

❷ 성분표마다 조금씩 차이는 있지만 총 내용량 또는 용량당, 단위내용량당으로 표기된다. 여기서 꼭 기억할 것은 개별의 용량을 전체의 용량으로 혼동해서는 안 된다는 것이다. 가령 하나의 큰 포장지 안에 낱개로 10봉지가 소포장되어 있다고 했을 때, 성분표는 낱개 1봉지의 설명을 하고 있는데 이를 전체(10봉지)의 양으로 해석하면 안 된다.

❸ 식품에 대한 구체적인 내용, 용량, 비율을 설명한다. 이를 확인함으로써

그 식품의 구성과 성격을 구체적으로 판단할 수 있다.

성분표는 이러한 형태로 구성되어 있다. 지금부터는 다이어트를 할 때 성분표에 어떻게 접근해야 하는지 살펴볼 텐데, 먼저 주의해야 할 것들과 권장해야 할 것을 구분해보자.

영양소의 주의 및 권장 성분

주의해야 할 것	권장해야 할 것
탄수화물, 당류	식이섬유
지방, 트랜스지방, 포화지방, 콜레스테롤	불포화지방
인공감미료, 많은 양의 나트륨	단백질 외 무기질, 비타민

'주의해야 할 것' 중 탄수화물, 당류, 지방, 나트륨 등은 우리 몸에 꼭 필요한 유익한 성분이며, '권장해야 할 것' 안에 포함된 성분 역시 과하면 문제가 된다는 것을 인지해야 한다(성분표를 볼 때만 예외적으로 구분하는 것뿐이다). 음식이나 식품을 고를 때 위 기준을 기억하고 '주의해야 하는 것'이 적고, '권장해야 하는 것'이 많은 것을 선택한다. 아래는 그에 따른 몇 가지 원칙이다.

❶ 되도록 칼로리는 무시한다(궁금할 수는 있으니까 참고만 하도록 한다). 가끔 어떤 식품은 믿을 수 없을 만큼 칼로리가 낮거나, 혹은 높을 수 있기에 이때 칼로리를 보면서 '생각보다 적네?', '생각보다 많네?' 정도로만 생각하면 된다.

❷ 앞서 설명한 대로 단백질을 제외한 모든 성분의 비율은 5%~10%를 더

해서 적용한다. 가령 탄수화물의 비율이 20%일 경우 25%~30% 정도로 보아야 하는 것이다. 하루에 세 끼를 먹는 경우, 한 번 식사할 때 약 33% 정도가 적당하며, 이보다는 적게 섭취하는 것이 안정적이기에 5%~10%를 추가로 적용하면 보수적인 접근이 가능해진다. 다음의 예를 보자.

영양정보 비교

영양정보		총 내용량 (1개) 84g 225 kcal			영양정보		총 내용량 (1개) 80g 310 kcal	
총 내용량	1일 영양성분 기준치에 대한 비율	총 내용량	1일 영양성분 기준치에 대한 비율		총 내용량	1일 영양성분 기준치에 대한 비율	총 내용량	1일 영양성분 기준치에 대한 비율
나트륨 170mg	9%	지방 3.3g	6%		나트륨 240mg	12%	지방 5g	9%
탄수화물 43g	13%	트랜스지방 0g			탄수화물 59g	18%	트랜스지방 0g	
당류 14g	14%	포화지방 3.3g	22%		당류 15g	15%	포화지방 5g	33%
단백질 6g	11%	콜레스테롤 0mg	0%		단백질 7g	13%	콜레스테롤 0mg	0%

1일 영양성분 기준치에 대한 비율(%)은 2,000 kcal 기준이므로 개인의 필요 열량에 따라 다를 수 있습니다.

다음은 비슷한 용량의 다른 식품의 성분표다. 왼쪽은 총 내용량이 84g, 오른쪽은 총 내용량이 80g이다(칼로리만 보면 왼쪽이 더 낮지만, 참고 정도만 한다). 단백질을 제외한 모든 성분에 5%~10%를 추가한다. 10%를 추가한다 해도 왼쪽의 성분표는 33%를 넘기지 않기 때문에 충분히 괜찮은 식단이라고 볼 수 있으며, 오른쪽의 성분표는 포화지방의 경우 10%를 추가한 값이 43%이기 때문에 되도록 피하는 것이 좋다. 한 가지 아쉬운 점은 둘 다 단백질의 양이 부족하다는 것인데, 이를 충족시켜줄 수 있는 식품과 함께 섭취한다면 좋은 구성의 한 끼가 된다. 왼쪽은 슈크림빵, 오른쪽은 소보로빵의 성분표였다. 음료의 예를 하나 더 보자.

영양정보 비교

영양정보	총 내용량 200 mL / 125 kcal
총 내용량당	1일 영양성분 기준치에 대한 비율
나트륨 100 mg	5%
탄수화물 9 g	3%
당류 9 g	9%
지방 7.2 g	13%
트랜스지방 0.5 g 미만	
포화지방 4.4 g	29%
콜레스테롤 25 mg	8%
단백질 6 g	11%
칼슘 200 mg	29%
1일 영양성분 기준치에 대한 비율(%)은 2,000 kcal 기준이므로 개인의 필요 영양에 따라 다를 수 있습니다.	

영양정보	총 내용량 330 mL 90 kcal	
총 내용량당	1일 영양성분 기준치에 대한 비율	
나트륨	230 mg	12%
탄수화물	2.5 g	1%
당류	1 g 미만	1%
유당	0 g	
지방	0 g	0%
트랜스지방	0 g	
포화지방	0 g	0%
콜레스테롤	0 mg	0%
단백질	20 g	36%

  왼쪽은 총 내용량이 200ml이고, 오른쪽은 330ml로 오른쪽 음료가 130ml 더 많다. 두 음료 모두 위쪽의 빵과 함께 섭취해도 큰 문제가 없을 것 같은 칼로리의 수준이지만 중요한 것은 따로 있다. 단백질을 제외한 성분에 10%를 추가했을 때 왼쪽 음료의 경우 포화지방과 콜레스테롤 함량이 높게 나타난다는 것이다. 물론 빵으로는 부족했던 단백질을 일부 충족시켜 줄 수는 있겠지만 섭취하기 전 고민해야 할 요소임에 틀림없다. 이번에는 오른쪽의 성분표를 보자. 탄수화물과 지방의 함량은 거의 없고, 나트륨 또한 크게 문제가 되지 않는 정도이다. 단백질도 20g으로 매우 준수한 양이다. 고민할 것 없이 왼쪽 보다는 오른쪽의 식품을 선택하는 것이 양질의 균형을 갖출 수 있는 합리적인 선택이 된다. 왼쪽은 S사의 유기농 우유이고, 오른쪽은 M사의 프로틴 음료다.

  이처럼 성분표의 확인은 올바르고 건강한 식단 관리에 큰 도움을 준다. 식품이 가진 MBTI를 잘 분석하고 파악해야 제대로 '친해질 수 있는 것'이다. 그럼에도 성분표는 '절대적 기준'이 될 수 없으며, 우리는 성분표에 얽매이지 않으면서도 적절한 순간에 잽을 날릴 줄 아는 프로 다이어터가 되어야 한다.

반전: 말만 들어도 좋은 치팅데이

'치팅데이'라는 단어를 많이 들어 봤을 것이다. 다이어터에게 실낱같은 희망을 안겨주는, 한 줄기 빛과도 같은 단어다. 그러나 아쉽게도 이 치팅데이는 다이어터가 아닌 유지어터에게 해당하는 개념이다. 다이어트가 뜻하는 성공은 '체중감량'이 아닌 '체중감량 후 이를 유지하고 지속하는 것'이다. 즉, 치팅데이는 자기의 몸을 컨트롤 할 수 있는 상급자나 유지어터가 체중이나 신체 조성을 조절하기 위해 사용하는 수단인 것이다.

그렇다고 너무 낙심할 필요는 없다. 유지어터의 치팅데이를 다이어터에게도 적용할 수는 있으니 말이다. 물론! '다이어트에 도움이 되고, 큰 원동력이 되어야 한다'라는 전제하에서만 가능한 일이다. 치팅데이는 말 그대로 '속이는 날'이다. 그럼 대체 누굴 속이는 것일까? 주체인 자기 자신? 아니다. 바로 내 안에 있는 '다이어트 악마'를 속이는 것이다. (다이어트 악마 = 다이어트를 방해하는 여러 가지 요소)

방법은 간단하다. 허용할 수 있는 범위만 체크하면 된다. 조절과 자제와 절제를 망각하는 순간, 치팅데이는 없다고 보면 된다.

이해를 돕기 위해 마라톤에 비유해보겠다. 마라톤은 기록도 기록이지만 끝까지 '완주'하는 데 그 의미가 있다. 완주를 위해서는 반드시 페이스 조절을 해야 하는데 페이스 조절을 하는 과정에서 중간중간 물을 섭취하게 된다. 이때 섭취하는 물에 강제성이 있는가? 그렇지 않다. 100% 자의에 의한 선택이다. 물이 제공되는 구간에서 반사적으로 혹은 의무적으로 물을 마시는 게 아니라는 것이다. 그렇다면 이때 섭취하는 물의 양이 정해져 있을까? 이 또한 그렇지 않다. 목적은 '완주', 이 한 가지다. 물은 오직 완주를 위한 하나의 수단으로만 활용해야 한다는 것이다. 목이 타들어 간다고 해서 적정량을 무시하고 1L 의 물을 그 자리에서 마셔버린다면 과연 완주할 수 있을까? 기록은커녕 도중 에 포기해야 할 수도 있을 것이다.

다이어트도 마라톤과 다를 게 없다. 포기하지 않고 완주하는 자만이 성취 감을 맛볼 수 있다. 체중을 감량하기 위해서는 페이스 조절을 해야 하는데, 그 페이스 조절에 도움을 주는 것이 바로 이 '치팅데이'인 것이다. 결국 치팅데이 는 타의가 아닌 자의로 결정된다. 원하면 섭취하고, 원하지 않으면 섭취하지 않 으면 된다. 양을 늘리고 싶으면 늘리면 되고, 늘리지 않고 통제하겠다면 그 판 단에 맞게 실행에 옮기면 된다. 만약 이 치팅데이를 잘못 사용해서 체중이 불 어난다면, 의지가 상실되는 건 물론이고 극심한 자괴감에 빠져 결국 결승선 근 처에도 못 가보고 포기하게 될 것이다. 이제 치팅데이 활용법을 제시해주겠다.

첫째, 치팅데이를 의무적으로 활용할 필요는 없다.

가령 '다이어트를 한 지 일주일이 지났으니까', '한 달이 지났으니까', '오늘 은 주말이니까', '공휴일이니까' 등의 의무성을 띨 필요가 전혀 없다는 것이다.

둘째, 적당한 양을 섭취하자.

마라톤의 예처럼 적당한 양을 섭취하는 것이 중요하다. 내가 권장하는 양 은 남성 2500kal 미만, 여성 2000kal 미만이다. 먹고 싶은 것을 먹되, 그때는 하루에 한 끼만 먹는 '1일 1식'을 한다. 만약 1일 1식 후 허기가 지고 공복감이 심할 경우 단백질 간식을 활용하는 것도 좋은 방법일 수 있다. 닭가슴살 샐러 드, 프로틴 쉐이크, 프로틴 바, 두부, 채소 위주의 간식 등을 활용하면 도움이 될 것이다.

셋째, 기간이 아닌 목표와 성과에 기준을 두자.

1주, 2주, 한 달, 이렇게 단기 계획을 세운 후 목표를 달성하면 치팅데이를 진행한다. 이 방법은 유지어터에게도 많은 도움이 된다. 계획한 대로 이루어졌을 때의 보상 같은 개념이다. 성과에 따라 달라지기에, 의지만 있다면 다이어트에 매우 이롭게 작용할 수도 있다.

이제 여러분이 해야 할 것은 오직 '올바른 실천'이다. 치팅데이의 개념을 정확히 이해하고, 바람직하게 활용한다면 길고 긴 다이어트 과정에 '오아시스' 같은 역할을 해줄 것이다. 또한 치팅데이가 나를 속이는 것이 아닌, 내 안의 다이어트 악마를 속이는 것임을 잊지 말자.

반전: 전쟁을 끝내자, 나트륨!

우리나라는 김치, 젓갈과 같은 염장 식문화가 잘 발달해있다. 물론 기후나 지역 특성, 생활환경에 따라 차이가 있지만, 우리나라를 대표하는 식문화임은 틀림없다. 별다른 반찬 없이도 끼니를 해결할 수 있게 해주는 국과 찌개 역시 한국인의 밥상에 없어서는 안 될 중요한 메뉴다. 이러한 염장 음식이나 국, 찌개에는 공통점이 있다. 나트륨 없이는 만들 수 없다는 것이다. 나트륨은 우리가 살아가는 데 있어 반드시 필요한 물질이며, 특히 체중을 감량할 때 나트륨 없이 감량하기란 불가능에 가깝다.

그렇다면, 요즘 나트륨이 특히 대두되는 이유가 무엇일까?

과거에는 패스트푸드와 같은 가공식품이 많지 않았기에 자연스레 적당량의 나트륨 섭취가 가능했다. 1차, 2차 산업이 주를 이루던 시기라 지금보다 활동량이 많아서, 나트륨은 오히려 필수 섭취 성분이었다. 다시 말해 사회 문화와 식문화가 적절한 균형과 조화를 이루고 있었던 것이다. 하지만 지금은 어떤가? 나트륨을 과다 섭취할 뿐만 아니라, 부족한 활동량 때문에 균형과 조화가 깨질 대로 깨진 상태 아닌가? 그럼에도 나는 나트륨 섭취를 부정적으로 보지만은 않는다. 우리 몸에 없어서는 안 될 존재이고, 나트륨의 부족은 더 큰 문제를 불러일으키기 때문이다.

나트륨을 올바르게 섭취하기 위해서는 먼저 수분 섭취에 대한 이해가 필요하다. 지방이 많은 사람일수록 몸속의 수분이 부족하다(여기에는 마른 비만도 포함된다). 비만인 사람은 몸속에 탈수가 생겼을 확률이 높으며, 이를 해결하기 위해서는 수분 섭취가 필수다. 이때 몸속 나트륨의 양에 따라서 다양한 반응이 나타나게 된다.

"수분을 섭취하면 체하는 느낌과 거부감이 들어요."

수분 섭취 후 체하는 느낌이 든다면 그 사람은 평소에 싱겁게 먹는 사람일 가능성이 크다. 평소 저염식을 즐기는 사람의 몸에 많은 양의 수분이 들어가게 되면 뇌에서 거부 반응이 일어나고, 그것이 곧 증상으로 나타나는 것이다. 이 경우 수분에 적당량의 염분을 섞어 섭취해야 하는데, 가장 좋은 방법이 바로 소량의 나트륨으로 조리한 국이나 찌개다. 국과 찌개가 사람에 따라 좋은 처방전이 될 수도 있다는 얘기다.

또한 다이어트 시작 후 많은 양의 수분을 섭취하게 되면 화장실을 가는 빈도도 높아진다. 이때 소변에서 나트륨이 조금씩 배출되는데, 이는 무염식이나 과도한 저염식을 하는 다이어터에게 여러 문제를 일으킬 수 있다. 염분량을 갑자기 확 줄이는 것보다 평소 섭취하는 반찬의 양만 조금씩 줄여나간다면 충분히 바람직한 염분 관리를 할 수 있다.

여러분과 나는 나트륨 공화국에 살고 있다. 자기가 평소 국과 찌개, 여러 염장 음식을 즐겨 먹는데도 지방이 쌓이지 않고 건강한 몸을 유지하고 있다면 그 사람은 운동과 나트륨의 균형을 잘 맞추고 있는 사람일 것이다. 다시 말해 국과 찌개, 염장 음식은 건강에 결코 유해한 음식이 아니다.

"국과 찌개를 먹을 땐 건더기 위주로만 드세요."
"냉면을 먹을 땐 육수를 남기세요."
"김치의 양념은 최대한 덜어내거나 물로 씻어 드세요."

더는 혼동해서는 안 된다. 국과 찌개를 먹지 말라는 것이 아니다. 냉면을 먹지 말라는 것이 아니다. 김치를 먹지 말라는 것이 아니다. 무조건적인 제한과 통제가 능사가 아니라는 것이다. 중요한 건 조절과 실천이다. 평소 수분 섭취가 부족하고 짠 음식을 많이 먹었다면 싱겁게 먹는 습관을 기르면 된다. 반대로, 평소 싱겁게 먹으면서 수분 섭취 또한 많았다면 나트륨이 포함된 식단을 짜면 된다. '작고 사소한 실천'이 '완벽한 통제'보다 낫다.

반전: 당신의 숙면을 돕겠습니다

요즘 현대인들은 꼭 무슨 유행처럼 불면증에 시달리고 있다. '수분'만큼 중요한 것이 '수면'일진대, 우리는 높은 질의 수면을 매일 놓치며 살아간다. 수면이 우리에게 제공해주는 몇 가지만 꼽아보자.

❶ 피로 회복
❷ 면역력 강화
❸ 집중력 향상
❹ 비만 예방

❺ 피부 재생

이것만 보더라도 높은 질의 수면이 신체와 다이어트에 얼마나 많은 도움이 되는지 알 수 있다. 그렇다면 수면 부족과 불규칙한 수면 시간이 반복된다면 신체에 어떤 현상이 생길까? 우울증, 불안증, 기억력 저하, 대사증후군 등은 기본이고 체중증가와 인지 장애까지 겪을 수 있다.

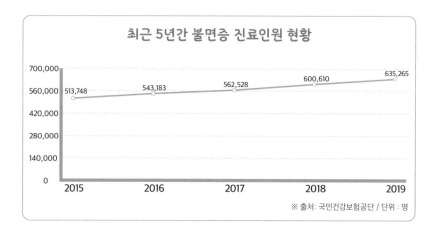

위 그래프에서 알 수 있듯 2015년부터 2019년까지 불면증 진료를 받은 환자 수는 약 50만~60만 명 이상이며, 최근까지 점진적인 증가세를 보이는 것으로 확인됐다. 그 원인이 대체 무엇일까?

여기서 현대인들의 생활 방식을 논하지 않을 수 없다. 스마트폰, 컴퓨터의 과다한 사용과 일상에서의 스트레스는 정상적인 수면을 방해하는 주된 원인이다. 우리 몸에는 낮의 활동과 밤의 수면을 지향하는 '일주기리듬'이라는 게 있는데, 이 '일주기리듬'이 깨지면 온갖 수면 장애가 동반되는 것이다. 커피 공화국(?)다운 엄청난 양의 카페인 섭취와 각성제 역할을 하는 에너지 드링크의 과다 섭취 또한 무시할 수 없다. 카페인의 과다 섭취는 뇌의 각성과 심박수 증가를 촉진한다. 심하면 위궤양 등의 위장병도 유발할 수 있기에 적정량 이상의 섭취는 삼가는 것이 좋다.

급변하는 사회와 다양한 문화도 요인이 될 수 있다. 주5일 근무제나 연차, 샌드위치 휴무 등이 시행되고 여행, 캠핑, 운동모임, 취미 활동 등의 레저 스포츠 시장이 확대되면서 생활 리듬과 루틴에도 많은 변화가 생겼다. 평일에 이어진 규칙적인 패턴이 금요일 저녁을 기점으로 수면, 활동량, 섭취량 등의 급격한 변화를 겪으며 '월요병'이라는 신조어를 만들어 내기도 했다.

어찌 보면 내가 겪는 불면증은 일시적인 수면 장애일 수 있다. 일정한 수면 패턴의 유지를 위해 노력하고, 스마트폰의 블루라이트를 조절하는 등의 방법으로 수면 환경을 개선해야 한다. 커피나 에너지 드링크의 경우, 늦은 시간에 섭취를 삼가고 되도록 적정량을 넘어서지 않도록 한다. 평일에 잘 이어오던 생활 패턴 역시 주말이라고 너무 급격하게 바꾸어서는 안 된다.

이 밖에도 높은 질의 수면을 유도할 수 있는 오감 접근법이 있다.

❶ 촉각: 침구류의 변화를 통해 깊은 숙면을 유도할 수 있다. 체온은 숙면과 밀접한 연관이 있기에 계절에 따른 침구류의 변화도 중요하며, 기호에 맞는 침구류는 심신의 편안함을 제공한다.

❷ 미각: 잠들기 전 따뜻한 우유, 곡물차 등을 마시면 깊은 숙면에 도움이 된다. 체리, 바나나 같은 과일 혹은 견과류도 멜라토닌(수면 유도)과 마그네슘이 풍부해 몸의 긴장을 풀어준다. 자연스레 공복감도 해소되어 야식의 갈망으로부터 멀어질 수 있다.

❸ 후각: 아로마 향의 디퓨저나 향수, 오일 등을 통해 심신의 안정을 유도할 수 있다. 이는 심리적으로 평안한 상태를 유지할 수 있게끔 한다.

❹ 청각: 안정 시 심박수는 평균 50bpm~70bpm이다. 이와 유사한 60bpm의 음악을 골라 들으면 숙면을 유도할 수 있으며, 소음에 민감한 사람은 백색소음이나 외부 소음의 차단을 위해 귀마개 등을 활용해도 좋다.

❺ 시각: 방의 조도를 조정하거나 커튼, 주변 환경을 개선해 빛을 차단하는 것이 좋다. 환경 개선이 어려운 경우 안대로 빛을 차단하면 깊은 숙면을 유도하는 데 도움이 된다.

다이어트를 하는 데 필요한 3가지 요소는 운동, 식단, 휴식이다. 이 세 가지 중 하나라도 부합하지 않으면 우리는 원하는 목표를 달성하기 어렵다. 휴식의 '전부'라고도 볼 수 있는 수면에 문제가 생긴다면, 당연히 우리가 목표로 하는 다이어트 또한 문제를 일으킬 수밖에 없다.

육아맘의 경우에는 불면증 혹은 수면 장애가 불가피하다. 이분들에게는 이 자리를 빌려 위로와 격려, 그리고 존경을 표한다. 이분들께 '힘든 상황 속에서도 최상을 끌어내는 지혜'를 조금 보태드리겠다.

❶ 아이의 수면 패턴에 맞춰 '잉여' 시간에 운동하고 관리한다.

❷ 자랑스럽고 멋진 엄마, 아빠가 되기 위한 과정이라고 생각한다.

❸ 다이어트와 육아의 공존을 함께 고민한다(아이의 식단은 영양가가 높고 간이 세지 않기에 다이어트 식단으로 훌륭하고, 아동기의 식판은 성인에게도 적합하기에 이를 적용하는 것을 추천한다).

반전: 군것질도 실력이다

다이어트를 해본 사람은 알 것이다. 배가 고프고, 입도 고프다는 것을 말이다. 사람의 심리는 참 희한하다. 하지 말라고 하면 더 하고 싶고, 자지 말라고 하면 더 자고 싶고, 먹지 말라고 하면 더 먹고 싶다. 특히 다이어트를 할 때는 하루에도 수십 번씩 자기 자신과 싸우게 된다. 운동, 영양, 휴식 중에서 가장 힘든 것을 꼽으라면 단연코 영양(식단)일 것이다. 그 이유는 운동은 하루에 한 번만 참아내면 되지만 식단은 최소 하루 세 번, 혹은 그 이상, 시시때때로 참아야 하기 때문이다. 고비가 많으면 많을수록 실패 확률은 높아지게 되고, 그 실패가 포기하는 사태까지 만들 수 있다.

이상하게 들리겠지만 우리는 '군것질'을 잘 활용해야 한다. 군것질을 다이어트의 방해 요소로 흔히 알고 있지만, 지혜롭게 잘 활용하면 감량에 충분히 도움을 줄 수 있다.

2000년대 초반까지만 하더라도 '좋은 군것질'이라는 것은 존재하지 않았다. 하지만 다이어트가 선풍적인 인기를 끌고, 사람들이 관심을 갖기 시작하면서 식품도 그에 걸맞게 진화를 해왔다. 좋은 원료를 사용함으로써 다이어트에 도움을 주는 군것질거리(가격이 조금 비쌀 수 있다) 말이다.

첨가물이 적게 들어간 두부 과자
과자에는 맛을 내기 위한 여러 화합물과 첨가물이 들어가는데, 군것질을 꼭 해야겠다면 비교적 첨가물이 적게 들어간 두부 과자를 추천한다. 두부는 식물성 단백질이 많이 함유된 식품이기 때문에 적당량을 통해서 배고픔과 입고픔을 충분히 달랠 수 있다. 주의할 것은 포화지방과 콜레스테롤 함량인데, 앞서 설명한 '성분표' 보는 방법을 통해서 얼마큼의 양을 섭취할지 먼저 판단하는 것이 좋다.

귀리를 가공해서 만든 오트밀

다이어트 대표 탄수화물로 알려진 귀리를 볶아 잘게 부순 뒤 납작하게 누른 식품이다. 유럽에서는 아침 식사로 오트밀을 죽으로 조리해 많이 먹는다. 다른 탄수화물에 비해 GI 수치(당지수)도 낮고, 단백질도 풍부해 좋은 다이어트 식품으로 각광받는다. 요즘엔 오트밀 바, 마시는 오트밀, 오트밀 그래놀라, 오트밀 시리얼 등 여러 형태로 만나볼 수 있다.

소금을 줄이고 구워서 만든 감자칩

감자칩 하면 짭조름한 맛을 떠올리기 쉽다. 일반적인 감자칩은 상당량의 염분과 가공 과정에서 발생한 트랜스 지방을 가득 품고 있으나, 요즘엔 소금의 양을 줄이고 튀기지 않고 구워낸 감자칩도 시중에서 흔히 볼 수 있다.

곤약으로 만든 젤리, 쫀드기, 과자

곤약 또한 다이어트 식품으로 널리 알려져 있다. 곤약으로 만든 면, 젤리, 쫀드기, 과자를 접해 보면 그야말로 신세계가 경험할 수 있다. 먹으면서 '이게 진짜 곤약이라고?'라는 생각을 멈출 수 없을 것이다.

구운 현미를 압착해 만든 현미칩

튀기지 않은 형태로 현미칩을 만들게 되면, 과자의 식감은 살리고 트랜스 지방은 없앨 수 있어 다이어트에 도움이 된다.

김에 견과류를 넣은 김스낵

김은 단백질과 비타민이 많이 함유된 좋은 영양소 공급원이다. 우리가 흔히 먹는 김은 소금으로 조미한 상태라 염분 섭취에 문제가 될 수 있지만, 조미하지 않은 김스낵은 다이어트 시 좋은 군것질거리가 될 수 있다.

호밀, 보리 함량이 높은 떡이나 빵

보통 떡과 빵은 다이어트에 매우 좋지 않은 식품으로 분류된다. GI 지수와 칼로리가 상당히 높기 때문이다. 하지만 호밀과 보리는 쌀과 밀가루보다 GI 수치나 칼로리가 현저히 낮기에, 빵과 떡을 끊지 못하는 사람들에게 좋은 대체식품이 될 수 있다.

미주라 토스트, 통밀 비스킷, 도넛

다이어트 대표 군것질거리로 자리매김한 미주라 토스트의 명성이 날이 갈수록 높아지고 있다. 바삭한 식감으로 과자를 먹는 느낌이 날 수 있고, 설탕을 사용하지 않은 알룰로스 잼을 발라서 먹게 되면 식사 대용으로도 그만이다. 토스트뿐만 아니라 미주라 통밀 비스킷, 미주라 도넛도 추천한다.

당분 함량이 낮은 무설탕 두유

시중에 판매되고 있는 음료에는 상당히 많은 당류가 포함되어 있다. 건강 음료로 알려진 두유조차 적지 않은 당류를 포함하고 있는데, 무설탕 두유를 마시면 하루 섭취할 수 있는 당류량에 여유가 생기고 포만감도 느낄 수 있다.

탄산수, 칼로리가 없는 제로 음료

다이어트의 스트레스가 심해지면 아무래도 톡 쏘는 탄산이 생각난다. 이를 대체할 수 있는 건 역시 탄산수나 제로 음료다. 물 마시듯 마시지만 않는다면 스트레스도 해소할 수 있고, 탄산에 대한 갈증을 풀 수 있다. 물론, 많이 마셔서 좋을 건 없다.

닭가슴살로 만든 칩, 스틱, 육포

단백질 함량이 높고, 식감이나 맛 또한 나쁘지 않다. 내가 처음 다이어트를 할 때는 먹태를 전자레인지에 돌려서 먹었는데, 닭가슴살 육포를 접하고 바로 갈아탔던(?) 기억이 있다. 다이어터들의 좋은 단백질 공급원이자 간식거리다.

화학첨가물 없이 만든 카카오칩

단맛이 생각나고 과자의 식감이 그리운 사람에게는 카카오칩을 추천한다. '카카오' 하면 쓴맛을 얼른 떠올리게 되는데, 카카오 함량이 높은 데 비해 쓴맛은 거의 나지 않는다. 설탕 대신 코코넛 플라워 슈거나 알룰로스 설탕을 쓰면 GI 수치도 잡고, 단맛도 구현할 수 있다. 카카오닙스는 슈퍼 푸드로도 알려져 있다.

플레인 요거트에 약간의 견과류 또는 그래놀라

일반적인 요거트에는 당분이 많이 들어가지만 당분을 낮춘 플레인 요거트, 특히 저지방 플레인 요거트를 섭취하면 다이어트에 도움이 된다. 과일이나 견과류, 그래놀라를 섞어 먹으면 맛있고 든든한 한 끼 식사가 될 수 있다.

단백질 함량은 높고 칼로리는 낮은 병아리콩

병아리콩은 슈퍼 푸드로 알려져 있고, 다른 콩에 비해 단백질 함량이 높고 지방 함량은 낮은 특징을 보인다. 맛 또한 다른 콩에 뒤지지 않아 혈당을 낮추기에 좋다.

이 밖에도 다이어트용으로 나온 아이스크림, 빵, 떡볶이, 만두, 핫도그 등이 있다. 이러한 다이어트 간식은 우리가 알고 있는 다이어트 식단에 비해 칼로리가 높고 탄수화물의 양이나 나트륨, 콜레스테롤, 포화지방, 트랜스지방 함량이 높을 수 있다는 것을 염두에 두자. 간식이나 군것질이 주식이 되어서는 안 되지만, 이를 잘만 활용한다면 다이어트의 고통을 일부 상쇄해 줄 거라 확신한다.

"맛도 없는데 왜 이렇게 비쌀까?"

다이어트용 군것질거리는 대체로 비싸다. 이에 불만을 갖는 사람들 또한 있을 것이다. 앞서 말했듯 2000년대 초반까지만 하더라도 좋은 군것질거리를 찾기란 하늘의 별 따기 수준이었고, 대부분은 집에서 수제로 만들어 먹는 정도였다. 또한 판매까지 이루어지는 제품들은 비싼 재료와 한정적인 물량 때문에 비교적 고가일 수밖에 없었다. 지금은 어떠한가? 다 나열할 수 없을 정도로 많은 종류의 간식들을 저렴하게 만나볼 수 있다.

없는 음식이 없을 정도다. 이를 비싸다고 활용하지 않는다면, 나는 더 이상 해줄 얘기가 없다. 평소 우리가 즐겨 먹던 간식, 회식이나 술자리 등에서 쓴 돈을 생각해보면 다이어트용 간식이 그리 비싸지 않다는 걸 금방 깨닫게 될 것이다.

ⓐ 건강한 몸을 만들 수 있다. 체중감량을 할 수 있다. 맛 또한 괜찮다.
ⓑ 건강을 해칠 수 있다. 체중이 증가한다. 하지만 정말 맛있다.

다이어터가 ⓑ를 선택할 그 어떤 이유도 없다. 심지어 ⓐ가 훨씬 저렴하기까지 하니 말이다. 이 정도면 다이어트도 할 만하지 않을까? 나는 무수히 많은 '성공' 중에서 다이어트의 '성공'이 가장 쉽다고 생각한다. 환경과 시스템, 인프라가 필요 이상으로 잘 갖춰져 있기 때문이다. 이미 구축된 것들만 잘 활용해도 똑똑한 다이어트, 현명한 다이어트를 할 수 있다.

운동: 나는 '사가지'가 있다

운동의 원리와 핵심은 너무나도 쉽고 간단하다. 지금부터는 몸을 바꿀 수 있는 네 가지 방법에 대해 알려주겠다.

❶ Frequecy (빈도): 주당 운동해야 하는 일수

❷ Intensity (강도): 목표로 하는 운동 강도

❸ Time (시간): 운동시간

❹ Type (형태): 운동의 종류

FITT 원리라고도 부르는 이것을 계산기에 비유하고 싶다. 계산기보다 빠르고 정확한 답을 주는 도구는 없기 때문이다. 하나씩 차근차근 살펴보도록 하자.

❶ Frequecy (빈도): 주당 운동해야 하는 일수

1주를 기준으로 몇 회의 운동을 할 것인지 결정해야 하는데, 운동의 빈도에 따라 강도와 시간을 구체적으로 조정할 수 있다. 나는 4회~5회 정도를 추천하는데, 운동은 '시간 날 때 하는 것'보다는 '시간 내서 하는 것'이 더 효과적이다. 이렇게 습관을 형성하다 보면 자연스레 체력이 좋아지고, 운동의 강도 또한 늘려갈 수 있다. 그때는 오히려 빈도를 3회~4회까지 줄여도 된다. 즉, 효과를 보기 위해서는 최소 3회 이상의 운동이 필요하며, 그 이상의 빈도는 상황에 따라 추가할 수 있는 것이다. 물론 이러한 빈도가 부담스러운 상황도 자주 발생한다. 육아나 교대근무, 출장이 잦은 경우라면 주 5회의 빈도를 맞추기 어렵다. 이러한 상황에서는 자신이 할 수 있는 '최대한의 빈도'를 만들어야 한다. 그렇게 했음에도 일주일에 겨우 1번, 2번밖에 운동을 못 한다면 '삶에서 운동을 완전히 배제해야 할 것 같은 절망감'에 휩싸이게 될 텐데, 걱정하지 않아도 된다. 우리에게는 아직 세 장의 카드가 남아 있다.

❷ Intensity (강도): 목표로 하는 운동 강도

사람마다 근력과 체력의 수준이 다르기에 스스로 강도를 설정하는 건 매우 힘든 일이다. 그러나 체중감량을 위해 '강도 설정'은 필수다.

'편함-보통-조금 힘듦-힘듦-매우 힘듦'이라는 5가지 단계가 있다고 가정하자. 우리가 도달해야 하는 강도는 '힘듦'과 '매우 힘듦'이고, 이 구간을 넘나들어야 운동 효과를 볼 수 있다. 이해를 돕기 위해 유산소 운동을 대입해보자(빠르게 걷는 '파워 워킹'을 예로 들겠다).

- 편함: 말 그대로 편한 상태다. 평소 걷는 속도보다 느리며, 심박수가 올라가는 느낌이 없고 열 또한 나지 않는다.
- 보통: 평소 걷는 속도보다 조금 빠르며, 팔이 경쾌하게 흔들리고 몸에서 열이 조금씩 나기 시작한다.
- 조금 힘듦: 평소 걷는 속보보다 확연히 빠르며, 몸에서 땀이 나기 시작하고 호흡도 거칠어진다. 이 구간에서는 대화가 어렵다.
- 힘듦: 땀이 많이 나고 정강이와 종아리에 무리가 간다. 호흡은 더 거칠어지고, 옆 사람과의 대화는 불가능하다.
- 매우 힘듦: 이 속도로는 1분도 버티기 힘들다.

앞서 말했듯 5단계 중 4단계~5단계를 넘나들어야 효과적인 운동이 될 수 있다는 것이다. 만약 너무 힘들다면 '조금 힘듦'이나 '보통' 단계로 낮춰 어느 정도 휴식을 취한 뒤 다시 빠르게 강도를 높여주면 된다. 이것이 바로 인터벌 트레이닝이다. 헬스장에서 TV를 보며 하는 운동은 몸에 변화를 줄 수 없을뿐더러 지방을 태울 수도 없다. TV를 본다는 것은 '편함', '보통' 또는 '조금 힘듦' 구간에서 가능한 행동이기 때문에 운동 강도 설정이 잘못된 상태라고 볼 수 있다.

그렇다면 '힘든 것'만이 운동일까? 답은 'YES'다. 운동은 몸을 '안전한 범위 안에서 손상시키는 행위'인데, 몸에서 힘들다는 피드백을 받지 못하면 변화보다는 유지의 개념으로 몸이 인식하는 것이다. 결국 '운동'은 '힘들어야만' 한다. 체중감량에 성공한 모든 다이어터들이 이 과정을 경험하고 극복했다. 성공한 사람 중 힘들게 운동하지 않은 사람은 단 한 명도 없다.

❸ Time (시간): 운동시간

'운동시간'은 운동을 준비하는 시간과 운동 후 회복하는 시간을 아우르는 시간이다. 이때 가장 필요한 건 효과의 극대화를 위한 집중과 몰입! 운동시간은 에너지원을 사용하는 시스템과도 연결이 되는데, 20분 미만의 짧은 시간보다는 30분 이상이 좋다. 물론, 이는 앞서 말한 '힘듦' 구간의 운동 강도를 의미한다. 시간이 지속될수록 운동 강도는 떨어지지만 '힘듦'의 강도는 여전히 유지되거나 더 높아지기 때문에 그 강도를 유지하며 얼마나 지속하는지가 관건이다.

빈도와 마찬가지로 운동시간에도 많은 제약이 발생한다. 체력의 고갈이나 환경적인 요인은 운동시간을 점점 더 줄여나간다. 이럴 때는 조바심 내지 말고, '내일 5분 추가, 모레 10분 추가하는 식'으로 계획을 세우면 된다. 5분 차이가 그리 대단한 건 아니다. 신체에 큰 변화를 가져다주지도 않는다. 하지만 꾸준함을 실천하는 데 있어 이 5분, 10분이 기적을 만들어 준다는 사실을 명심해야 한다. 그렇게 20분, 30분, 60분으로 늘려가는 것이다.

❹ Type (형태): 운동의 종류

우리가 접할 수 있는 운동의 종류는 헤아릴 수 없을 만큼 많다. 구기 종목만 하더라도 10여 종이 넘고 P.T, 크로스핏, 필라테스, 요가, EMS 등 시설을 이용한 운동 또한 우리 주변에서 쉽게 찾아볼 수 있다. 이 밖에도 조깅, 클라이밍, 수영, 줌바 댄스 등 그 종류와 형태가 무궁무진하다. 그렇다면 다이어트에 가장 효과적인 운동은 무엇일까? 이를 설명하기 위해서는 체력의 요소를 확인하는 것이 가장 빠르다. 체력의 요소는 다음과 같다.

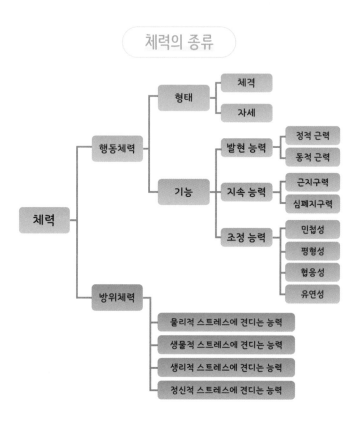

체력의 종류

체력
- 행동체력
  - 형태
    - 체격
    - 자세
  - 기능
    - 발현 능력
      - 정적 근력
      - 동적 근력
    - 지속 능력
      - 근지구력
      - 심폐지구력
    - 조정 능력
      - 민첩성
      - 평형성
      - 협응성
      - 유연성
- 방위체력
  - 물리적 스트레스에 견디는 능력
  - 생물적 스트레스에 견디는 능력
  - 생리적 스트레스에 견디는 능력
  - 정신적 스트레스에 견디는 능력

간단해 보이지만, 이를 설명하고 규명하기 위해서는 장황한 설명이 필요하다. 이렇게 설명해보면 어떨까 싶다.

여기, 체격이 좋고 건강한 사람이 있다. 이 사람은 순발력과 근력이 좋으며, 운동을 지속할 수 있는 지구력 또한 좋다. 순간적으로 공간을 이동하는 능력, 균형을 유지하는 능력, 여러 동작을 동시에 수행하는 능력이 좋으며 유연성도 좋다. 이런 체력만 좋은 것이 아니라, 더위와 추위에도 강하고, 고소 공포증도 없으며, 스트레스를 받더라도 훌훌 털어버리는 긍정적인 사람이다.

즉, 운동은 육체적·정신적으로 자신을 건강하게 만들 수 있으면 그것이 가장 효과적인 운동법이 된다. 물론 변화의 시간에는 차이가 있겠지만, 오랜 기간 지속이 가능하면서 자신을 건강하게 만든다면 건강관리를 가장 완벽하게 하고 있다는 뜻이다. 생리해부학적 관점으로 본다면 유·무산소 운동을 '힘듦' 이상의 강도로 30분 이상 지속할 수 있는 운동이 가장 이상적이다. 무산소 운동을 해야 골밀도와 근육량이 증가하고(기초대사량도 증가), 20분 이상의 유산소 운동을 해야 지방의 효율적인 감량을 기대할 수 있기 때문이다. 이러한 과정은 가장 중요한 기관인 심장과 폐의 기능을 개선하고, 지구력을 향상시켜 준다. 결국 어떤 운동이든 괜찮지만, 성공적인 다이어트를 위해서는 무산소 운동과 유산소 운동을 결합한 운동이 가장 좋다고 볼 수 있다.

이렇게 FITT의 원리에 대해 확인해보았다. 네 가지 조건이지만, 신경 써야 하는 부분이 많다는 걸 느꼈을 것이다. 그러므로 한 번에 너무 많은 것을 적용해서는 안 된다. 내가 할 수 있는 실천부터 조금씩, 천천히 바꿔 나가야 한다. 결국 FITT는 '꾸준함'으로 연결되고, 꾸준함이 있어야 변화를 체감할 수 있다. 트레이닝은 '훈련'이라는 뜻이다. 보컬 트레이닝은 노래를 잘 부르기 위해 훈련하는 것이고, 스피치 트레이닝은 말을 잘하기 위한 훈련하는 것이다. 우리가 해야 하는 피지컬 트레이닝은 건강을 위해 존재한다. 잘 안 되고, 잘 못하는 것이 당연하다. 하지만 결국 자신에게 부족한 것을 찾고 그에 맞는 훈련을 했을 때, 몸은 가장 빠르게 바뀌고 변화한다. 다음은 체력의 형태에 따른 운동 종류를 정리한 것이다. 어떤 운동을 해야 할지 고민된다면 다음 내용을 참고하길 바란다.

운동의 종류와 형태

운동의 종류	체력의 형태	추천 대상
무산소 운동	근력 부족	여성, 근력운동 경험이 없는 자
유산소 운동, 러닝 동호회	심폐기능 부족	남성, 시니어, 활동량이 없는 직업
요가	유연성 부족	남성, 기초체력이 부족한 사람
필라테스	기초, 조정 능력, 안정성, 재활	질환, 재활, 특수대상(임신, 교정), 기초체력이 부족한 사람
농구, 축구, 배구, 탁구, 테니스, 배드민턴	협응성, 민첩성	무산소, 유산소 운동의 경험이 6개월 이상 지속된 자
골프, 등산, 레저스포츠, 발레	방위 체력, 스트레스, 심미적	스트레스가 심하거나 친자연적 회복이나 힐링이 필요한 자
크로스핏, 클라이밍, 익스트림	부족함이 없을 시 선택	운동을 1년 이상 지속했고 신체에 문제가 없는 자

이 단락에서 말하고 싶은 내용은 하나다. 나를 바꿀 수 있는 최고의 운동은 '최선을 다해 노력한 운동'이라는 것이다. 남들보다 못해도 좋고, 부족해도 좋다. 기준은 남이 아닌 '나 자신'이다. 나 자신에게 부끄럽지 않은 노력을 했다면, 그 운동은 나를 바꾸고 변화시키기에 충분한 '최고의 운동'인 것이다.

운동: 널 위해 준비했어

나는 2004년부터 2018년까지, 14년~15년간 피트니스 센터에서 코칭을 해왔다. 2019년부터는 온라인 코칭을 겸하다가 지금은 선수 트레이닝과 강의, 그리고 온라인 코칭에만 전념하고 있다. 이렇게 바뀌게 된 데에는 결정적 계기가 있다.

회원들은 비싼 수업료를 내고 1시간 동안 운동 관리를 받는다. 정해진 시간에 방문하고, 정해진 시간에 운동을 완료해야 한다는 제약이 따른다. 차가 밀리거나, 야근을 하거나, 아이가 아프거나, 컨디션이 안 좋아서 늦거나 출석하지 못하면 막대한 손해를 보게 된다. 시간과 비용의 손해는 물론, 변화의 기회를 날려 버리는 큰 손해 말이다. 또한 1시간을 알뜰히 사용해 수업에 참여한다고 해도 시간이 부족할 때가 많다. 설명을 통해서 먼저 이를 이해시켜야 하는 과정이 결코 짧지 않기 때문이다. 대화를 나누다 보면 어느새 운동 시간이 부족해져 수업의 질이 떨어지는 경우도 더러 있다. 이를 예방하고자 수업 시간을 여유 있게 두기도 하고, 일찍 와서 혼자 할 수 있는 스트레칭과 운동을 먼저 진행해 달라고 요청하기도 했다. 그랬더니 센터의 시스템이 엉망진창이 되어버렸다.

쉬어야 하는 주말에도 출근하는 일이 다반사였고, 수업 중간중간 짧은 휴식 시간도 없이 15시간~16시간 동안 수업에만 매달리는 날도 많았다. 그렇게 14년이라는 세월이 흐르고 나니 몸과 마음에 병이 들기 시작했다. 그렇게 사랑했던 나의 '일'이 꼴도 보기 싫어지는 건 정말 한순간이었다. 건강을 선물해야 하는 사람이 정작 자신의 건강은 챙기지 못한다는 생각이 나를 가장 힘들게 만들었다. 사건의 발단은 여기서부터다.

회원들의 수업 시간이 부족하다고 판단해 집에서 할 수 있는 스트레칭과 운동을 촬영 후 USB에 담아 선물했다. 당시에는 유튜브 같은 플랫폼이 없었기에, 이러한 나의 결정이 회원들에게는 엄청난 센세이션이었다. 시간과 공간의 제약을 받지 않는다는 점이 우리 모두를 만족시킨 것이다. 그날의 울림과 떨림을 아직도 잊을 수 없다. 이 방법이라면 더 많은 사람에게 건강을 선물할 수 있고, 더 많은 사람이 다이어트의 고민으로부터 벗어나 행복한 삶을 누릴 수 있겠구나, 하는 확신이 들었기 때문이다. '대한민국의 지방을 10% 낮추고, 행복 지수를 10%를 높이자'라는 부푼 꿈을 갖고 끊임없이 도전하고 부딪혔다. 그 결과, 지금까지 6만 명이 넘는 회원이 함께해 주셨고 나의 '행복 회로'는 지금도 돌아가는 중이다.

앞서 얘기한 대로 스스로 진행 가능한 운동이 있다면 크게 상관이 없지만, 혹시라도 운동을 고민하고 있거나 망설이고 있다면 나의 손을 잡길 바란다.

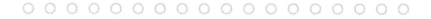

김재환 코치의 온라인 클래스 QR코드

운동법을 모르거나, 재미있는 운동을 원하거나, 시간이 없거나, 체력이 약하거나, 비용이 부담되거나, 강도 높은 운동을 원하거나, 어떤 운동을 해야 할지 고민인 분들에게 빛과 소금이 되어줄 거라 확신한다. 위 프로그램들은 앞서 설명한 체력의 요소, FITT의 원리 등을 포함하고 있으며, 체형 및 부위별 통증을 개선하는 내용도 함께 제공한다. 다양한 트레이닝의 원리를 재미있고 알차게 구성해, 건강하고 성공적인 다이어트를 만드는 것을 목표로 운동할 수 있게끔 해놓았으니 한 번씩 방문해보길 바란다.

삶에 있어, 다이어트에 있어 운동은 매우 중요하다. 함께 하기에 힘이 되고, 같이 하기에 즐거울 수 있다. 여러분의 의지와 용기에, 나는 그저 힘을 실어주겠다.

3
단계

실천

당신은 생각보다
다이어트에 강하다

3

다이어트 마스터 플랜 10

'나만의 다이어트에는 순서가 필요하다!'

이 말을 몇 번이나 했는지 모르겠다. 지금부터 이 순서를 완벽하게 정리해 줄 '다이어트 마스터 플랜 10'을 소개하겠다. '수칙 1'을 시작으로 한 단계씩 성장해 나가는 것을 목표로 하는 모델로서, 실전에서 성공을 거두기 위한 아주 중요한 10가지 수칙을 담았다.

다이어트 마스터 플랜 수칙 10가지

수칙 1. 오늘보다 나은 내일을 만들자
수칙 2. 좋은 건 챙기고, 나쁜 건 멀리하자
수칙 3. 지방제거 조건을 만들자
수칙 4. 단백질은 중요하다
수칙 5. 다이어트 성공의 지름길은 규칙적인 루틴의 형성이다
수칙 6. 복기는 중요하다
수칙 7. 스트레스를 제거하자
수칙 8. 세상에는 정체기란 없다
수칙 9. 능동적 체화를 준비하자
수칙 10. 나만의, 나만에 의한, 나만을 위한 다이어트를 만들자

위 10가지 수칙은 시기마다 매우 중요한 메시지를 전달한다. 하나의 수칙 안에는 몇 가지의 실천 항목들이 설계되어 있고, 정해진 기간 내에 실천을 완료하게 되면 다음 단계로 넘어가게 된다. 세부적인 내용을 살펴보기 전에 '다이어트 마스터 플랜 10'을 설계하게 된 배경을 먼저 이해하자.

❶ 6주간의 단기 다이어트 프로그램이 아니다. 앞으로 평생 건강하고 행복한 삶을 만드는 것을 지향한다.

'다이어트 마스터 플랜 10'을 착실히 수행하면 빠르면 6주 안에 끝이 난다. 하지만 다이어트의 성공은 '감량 후 오랜 기간 유지하는 것'이며, 우리의 목표 또한 동일하다. 6주간 진행되는 이 플랜은 진정한 다이어트 성공을 위한 발판을 마련하는 것뿐이다. 6주라는 시간은 사람에 따라 짧을 수도, 길 수도 있지만 우리는 확인했다. 단발적인 다이어트일수록 실패의 확률이 커진다는 것을…. 조급한 마음을 버리고 하나씩 달성해나가자.

❷ 어설픈 습관이 악순환을 낳는다.

성형을 통해 형성이 이루어진다고 앞서 말했다. 형성은 성형에 의한 자연스러운 현상이며 이미 적응된 모습을 의미한다. 결국 우리가 지향해야 하는 것은 시간이 오래 걸리더라도 완벽한 성형을 하는 것이며, 이 방법만이 역겨운 다이어트로부터 자신을 해방시킬 수 있는 유일한 방법이다. 그러기 위해서는 성형의 과정이 어설퍼서는 안 된다.

❸ 본인의 능력과 수준을 파악해야 성공한다.

다이어트 성공의 중요한 덕목 중 하나는 자신에 대한 '인정'이다. 자신의 수준을 제대로 파악하지 못하고 앞서가다 보면 돌이킬 수 없는 결과를 낳게 된다. 다이어트를 시작한 지 1주일도 안 지났는데 정체기를 논한다거나, 체력이 부족한데 무리해서 운동한다거나, 자기가 내키는 대로 치팅데이를 갖는 등의 오류를 자꾸 범해서는 안 된다는 것이다. 우리는 성공한 사람의 결과를 좇지 말고 과정을 좇아야 한다.

❹ 기초가 튼튼하면 실패하려야 실패할 수 없다.

'세 살 버릇 여든까지 간다'라는 말이 있다. 어릴 때 버릇은 늙어서도 고치기 어렵다는 것인데, 이는 초반의 좋은 버릇은 후반까지 유지할 수 있다는 것으로도 해석할 수 있다. 다이어트 마스터 플랜 10은 다이어트 성공을 위한 기초에 집중한다. 기초가 형성되지 않은 경우, 다음 단계로 나아갈 수 없으며 성공으로부터 점점 더 멀어질 것이다.

❺ 다이어트는 언제든 중단될 수 있다.

식이요법이든, 운동이든, 뜻하지 않은 상황에 의해 얼마든 중단될 수 있다. 여행을 갈 수도 있고, 가족을 돌보아야 하는 상황에 놓일 수도 있다. 출장, 이사, 부상, 질병 등 이유는 많다. 다이어트는 언제든 중단될 수 있기에, 언제든 다시 시작할 수 있는 시퀀스가 필요하다. '다이어트 마스터 플랜 10'은 이러한 고민을 말끔히 해결해준다.

❻ 모든 전문가가 똑같을 수는 없다.

수만 가지의 다이어트법이 하나로 수렴되지 않는 이유는 명확하다. 사람의 환경, 특성, 능력, 기호, 성별, 경험, 수준 등이 다르기 때문이다. 단백질의 섭취량, 탄수화물의 접근 방법, 음주 섭취량, 수분 섭취량 등을 설명할 때 전문가들조차 견해와 생각이 다르다. 이때 다이어터들은 많은 혼란과 어려움을 겪게 된

다. 이를 해결할 수 있는 유일한 방법은 '스스로 필요한 것을 느끼고 깨닫는 것'
이다. 얼마큼 섭취해야 하는지, 어떤 것을 먹어야 하는지, 얼마큼 움직여야 하
는지 등을 스스로 깨닫는다면 더 수월한 다이어트를 할 수 있을 것이다.

이와 같은 배경으로 '다이어트 마스터 플랜 10'을 설계하게 되었다. '수칙 1:
오늘보다 나은 내일을 만들자'부터 지금 바로 시작해보자.

○ ○ ○ ○ ○ ○ ○ ○ ○ ○ ○ ○ ○ ○ ○ ○ ○ ○ ○

다이어트 마스터 플랜 10 바로가기

* QR코드로 들어가 자신의 메일로 전송 후 프린트하자! (귀찮아도 꼭 해야 해요)

수칙 1: 오늘보다 나은 내일을 만들자

마스터 플랜 ❶
오늘보다 나은 내일을 만들자
4일
만다라트 작성하기
냉장고, 배달 앱 정리하고 영양제 구매하기
현재의 내 모습 점검하고, 감량수치 파악하기 (건강검진, 체중, 옷, 줄자, 사진 체크)
4일간 설탕 및 당분이 들어간 커피, 음료 섭취 금지
어제보다 한 숟가락, 한입 덜 먹기 (식판 변화, 남기기, 덜어 놓기, 버리기, 천천히 먹기)

수칙 1. 오늘보다 나은 내일을 만들자			
만다라트 계획표 작성 (O, X)			
냉장고, 배달 앱 정리 (O, X)			
영양제 구매 (O, X)			
체중: kg	체중: kg	체중: kg	체중: kg
설탕, 당분 제한 (성공, 실패)	설탕, 당분 제한 (성공, 실패)	설탕, 당분 제한 (성공, 실패)	설탕, 당분 제한 (성공, 실패)
탄수화물 어제보다 덜 먹기 (성공, 실패)	탄수화물 어제보다 덜 먹기 (성공, 실패)	탄수화물 어제보다 덜 먹기 (성공, 실패)	탄수화물 어제보다 덜 먹기 (성공, 실패)

'마스터 플랜 1'의 내용이며, 4일간 진행된다. 단발적인 실천이 있고, 4일간 매일 지속해야 하는 실천으로 나뉜다. 만다라트 계획표 작성, 냉장고 및 배달 앱 정리, 영양제 구매는 단발적인 실천이며 체중 측정과 감량 수치 확인, 당분 섭취 금지, 어제보다 덜먹기는 매일 실천해야 하는 항목이다.

체중을 측정할 때는 체중 측정 방법과 기준에 맞춰 진행하며 옷, 줄자, 사진 촬영 등을 추가로 활용해도 좋다. 탄수화물의 조절과 설탕, 당분이 들어간 커피와 음료를 절대적으로 제한한다. 평소 즐겨 먹던 빵, 쌀, 면, 떡, 시리얼 등은 조금씩 양을 줄여나가면 된다. 평소 식사할 때 식판을 사용했다면 반찬을 두는 공간에 밥을 담아보자. 이 밖에도 식사 전에 덜어 먹기, 남기기, 버리기, 젓가락으로 식사하기, 천천히 먹기 등을 통해 탄수화물 섭취를 제한할 수 있다.

조건은 다음과 같다. 단발적으로 실천하는 것들은 4일 안에 반드시 실천하고, 매일 실천하는 것들은 매일 실천해서 4일간 지속한다. 만약 하나라도 실패하거나 진행하지 않았다면 다시 4일간 이를 반복하는 것이다. 마스터 플랜 1에서 어쭙잖은 융통성은 안 통한다. 자신을 자꾸 합리화해서는 안 되며, 이유를 막론하고 실천해야 한다. 이것이 다이어트의 시작이다. 이를 체크하고 표시하는 방법은 다양하다.

수칙 1. 오늘보다 나은 내일을 만들자			
만다라트 계획표 작성 (O) X			
냉장고, 배달 앱 정리 (O) X			
영양제 구매 (O (X))			
체중: 78.4kg	체중: 78.6kg	체중: 78.3kg	체중: 77.9kg
설탕, 당분 제한 (성공, 실패)	설탕, 당분 제한 (성공, 실패)	설탕, 당분 제한 (성공, 실패)	설탕, 당분 제한 (성공, 실패)
탄수화물 어제보다 덜 먹기 (성공) 실패	탄수화물 어제보다 덜 먹기 (성공, (실패))	탄수화물 어제보다 덜 먹기 (성공, (실패))	탄수화물 어제보다 덜 먹기 (성공) 실패

해당 항목에 동그라미를 그려도 되고, 스스로 정한 성공과 실패를 구분하는 색상을 통해 체크해도 무관하다. 단, 통일성을 지녀야 한다. 이렇게 4일간 모두 'O' 혹은 '성공'을 달성하면 '플랜 2'로 넘어가면 된다.

수칙 2: 좋은 건 챙기고, 나쁜 건 멀리하자

마스터 플랜 ❷
좋은 건 챙기고, 나쁜 건 멀리하자
3일
운동 계획 세우기 (운동 빈도, 강도, 시간, 종류 등등)
음식 먹을 때 영양소와 성분표 확인하기
수분 1L 이상 섭취
영양제 잘 챙겨 먹기
탄수화물 반으로 줄이기

수칙 2. 좋은 건 챙기고, 나쁜 건 멀리하자			
운동 계획 세우기 (O, X)			
체중: kg	체중: kg	체중: kg	체중: kg
설탕, 당분 제한 (성공, 실패)	설탕, 당분 제한 (성공, 실패)	설탕, 당분 제한 (성공, 실패)	설탕, 당분 제한 (성공, 실패)
탄수화물 반식 (성공, 실패)	탄수화물 반식 (성공, 실패)	탄수화물 반식 (성공, 실패)	탄수화물 반식 (성공, 실패)
성분표 확인 (했음, 안 했음)	성분표 확인 (했음, 안 했음)	성분표 확인 (했음, 안 했음)	성분표 확인 (했음, 안 했음)
수분 1L 이상 섭취 (성공, 실패)	수분 1L 이상 섭취 (성공, 실패)	수분 1L 이상 섭취 (성공, 실패)	수분 1L 이상 섭취 (성공, 실패)
영양제 섭취 (했음, 안 했음)	영양제 섭취 (했음, 안 했음)	영양제 섭취 (했음, 안 했음)	영양제 섭취 (했음, 안 했음)

플랜 2의 내용이다. 앞으로 3일 뒤 진행할 운동 계획부터 세운다. 건강의 3요소는 운동, 영양, 휴식임을 알았으니, 이 중 한 가지라도 빠뜨린다면 다이어트 성공과 멀어지게 된다는 사실 또한 알고 있을 것이다. 산책도 좋고, 조깅도 좋고, 배드민턴이나 탁구도 좋다. 좋아하는 것부터 시작하면서 활동량을 점차

늘려나가자. 매일 진행해야 하는 항목에는 마스터 플랜 1에서 진행한 체중 측정과 설탕 및 당분의 제한을 이어서 진행한다. 추가적으로 탄수화물의 양을 반으로 줄이고, 섭취하는 식품에 대한 성분표 분석도 빼먹지 말자. 만약 섭취하는 음식의 성분표가 없다면, 냉장고나 주변에 있는 식품의 성분표를 하루 한 번 이상 확인하면 된다. 수분 1L 이상 섭취도 반드시 실천하자(수분 섭취에 제한이 필요한 대상자들의 경우에는 수준에 맞는 섭취량을 기준으로 한다). 마지막으로 영양제 섭취가 있다. 영양제 섭취 대신 건강을 위한 자신만의 식단이 존재한다면(과채 주스, 해독 주스, 한약 등) 그것을 영양제에 포함해도 무방하다.

플랜 2는 3일간 지속하며, 이 역시 모두 'O' 혹은 '성공'에 체크된 경우에만 플랜 3으로 넘어간다. 만약 한 가지라도 실패한다면, 플랜 2를 3일간 처음부터 다시 진행한다(체중 측정은 예외, 개인의 상황에 따라 2일~3일에 한 번 혹은 1주일에 한 번 체크해도 됨).

수칙 3: 지방 제거 조건을 만들자

마스터 플랜 ❸
지방제거 조건을 만들자
4일
수면 및 휴식 점검하기
나트륨양 확인하고 국물 음식 체크하기
4일 중 운동 한 번 이상 하기
4일간 금주
하루 탄수화물 100g 이하로 제한하기

수칙 3. 지방제거 조건을 만들자			
수면 휴식 점검 (O, X)			
나트륨, 국물 체크 (O, X)			
체중: kg	체중: kg	체중: kg	체중: kg
설탕, 당분 제한 (성공, 실패)	설탕, 당분 제한 (성공, 실패)	설탕, 당분 제한 (성공, 실패)	설탕, 당분 제한 (성공, 실패)
탄수화물 100g 이하 (성공, 실패)	탄수화물 100g 이하 (성공, 실패)	탄수화물 100g 이하 (성공, 실패)	탄수화물 100g 이하 (성공, 실패)
성분표 확인 (했음, 안 했음)	성분표 확인 (했음, 안 했음)	성분표 확인 (했음, 안 했음)	성분표 확인 (했음, 안 했음)
수분 1L 이상 섭취 (성공, 실패)	수분 1L 이상 섭취 (성공, 실패)	수분 1L 이상 섭취 (성공, 실패)	수분 1L 이상 섭취 (성공, 실패)
영양제 섭취 (했음, 안 했음)	영양제 섭취 (했음, 안 했음)	영양제 섭취 (했음, 안 했음)	영양제 섭취 (했음, 안 했음)
4일간 금주 (성공, 실패)	4일간 금주 (성공, 실패)	4일간 금주 (성공, 실패)	4일간 금주 (성공, 실패)
4일간 운동 한 번 이상 (성공, 실패)	4일간 운동 한 번 이상 (성공, 실패)	4일간 운동 한 번 이상 (성공, 실패)	4일간 운동 한 번 이상 (성공, 실패)

플랜 3이다. 이 역시 단발적으로 실천하는 영역과 매일 실천하는 영역으로

나뉜다. 단발적인 실천은 현재 나의 수면과 휴식에 대해서 점검하고, 나트륨과 국물 음식에 대한 체크하는 것이다. 수면 시간, 수면의 질, 평균적인 피로감 등을 체크해 충분한 숙면과 휴식을 하고 있는지 점검한다. 그리고 지난 7일간 섭취했던 식단에서 나트륨의 양이 어느 정도 되는지를 판단하는데, 대부분 다이어트를 시작하면 나트륨의 섭취를 지나치게 제한한다. 만약 현재 현기증이나 두통이 발생한다면 나트륨의 부족으로 생겨나는 현상일 수 있으니 김치, 조미김 등의 반찬을 추가하는 것이 좋다. 물론 과하다고 판단되면 줄이는 것이 답이다. 수칙 3에서 새롭게 진행되는 것들은 '탄수화물 100g 이하 섭취하기, 4일간 금주하기, 4일간 운동 한 번 이상 실천하기'다.

탄수화물의 100g 섭취는 식품의 실제 용량이 아닌 성분표 기준 탄수화물의 용량을 의미하는 것이고, 밥으로 환산하면 약 2공기(햇반 130g 기준)에 해당하는 분량이다. 이를 하루에 나누어 섭취하는 것이다. 다음은 탄수화물을 대표하는 음식의 탄수화물 함량이다.

100g당 탄수화물 함유량

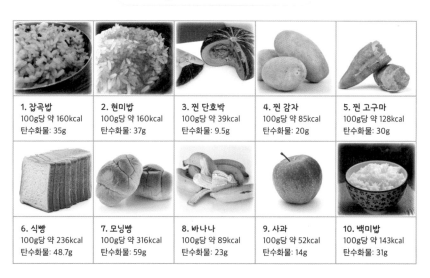

1. 잡곡밥 100g당 약 160kcal 탄수화물: 35g	**2. 현미밥** 100g당 약 160kcal 탄수화물: 37g
3. 찐 단호박 100g당 약 39kcal 탄수화물: 9.5g	**4. 찐 감자** 100g당 약 85kcal 탄수화물: 20g
5. 찐 고구마 100g당 약 128kcal 탄수화물: 30g	

1. 잡곡밥 100g당 약 160kcal 탄수화물: 35g
2. 현미밥 100g당 약 160kcal 탄수화물: 37g
3. 찐 단호박 100g당 약 39kcal 탄수화물: 9.5g
4. 찐 감자 100g당 약 85kcal 탄수화물: 20g
5. 찐 고구마 100g당 약 128kcal 탄수화물: 30g

6. 식빵 100g당 약 236kcal 탄수화물: 48.7g
7. 모닝빵 100g당 약 316kcal 탄수화물: 59g
8. 바나나 100g당 약 89kcal 탄수화물: 23g
9. 사과 100g당 약 52kcal 탄수화물: 14g
10. 백미밥 100g당 약 143kcal 탄수화물: 31g

잡곡밥을 기준으로 할 경우 100g당 약 35g의 탄수화물이 들어 있다. 이는 하루 세 번을 섭취할 수 있는 양이다. 찐 감자를 기준으로 할 경우 100g당 약 20g의 탄수화물이 들어 있고, 이는 작은 크기의 감자 3개~4개 양이다. 이런 식으로 참고해 섭취하면 된다. 물론 혼용해도 괜찮다. 한 끼는 잡곡밥 100g, 한 끼는 감자 1개, 한 끼는 식빵 2조각, 이렇게 말이다. 중요한 건 100g을 절대 넘어서는 안 된다는 것이다. 역시 이때도 당분이 들어간 커피나 음료의 섭취를 제한한다. 이런 것들을 먹게 되면 탄수화물 섭취의 정확한 양을 파악하기 어려워진다. 앞선 플랜 1~2의 과정을 통해 이미 탄수화물의 섭취량을 100g 이하로 조절한 경우라면, 그 흐름을 4일간 더 유지하는 것도 괜찮은 방법이니 참고하길 바란다.

다음은 4일간 금주를 실천하고, 4일 중 운동을 한 번 이상 실천해야 한다. 이 역시 한 가지라도 실패한다면 플랜 3을 성공할 때까지 무한 반복한다(체중 측정은 제외).

수칙 4: 단백질은 중요하다

마스터 플랜 ④
단백질은 중요하다
3일
단백질 쉐이크 주문하기
다음 주 운동 계획 세우기 (운동 빈도, 강도, 시간, 종류 등등)
3일 중 운동 한 번 이상 하기
단백질 50g 챙겨 먹기
적정 탄수화물 양 찾기

단계

실천

수칙 4. 단백질은 중요하다		
단백질 쉐이크 주문 (O, X)		
다음 주 운동 계획 세우기 (O, X)		
체중: kg	**체중: kg**	**체중: kg**
설탕, 당분 조절 (성공, 실패)	설탕, 당분 조절 (성공, 실패)	설탕, 당분 조절 (성공, 실패)
적정 탄수화물 섭취 (성공, 실패)	적정 탄수화물 섭취 (성공, 실패)	적정 탄수화물 섭취 (성공, 실패)
성분표 확인 (했음, 안 했음)	성분표 확인 (했음, 안 했음)	성분표 확인 (했음, 안 했음)
수분 1L 이상 섭취 (성공, 실패)	수분 1L 이상 섭취 (성공, 실패)	수분 1L 이상 섭취 (성공, 실패)
영양제 섭취 (했음, 안 했음)	영양제 섭취 (했음, 안 했음)	영양제 섭취 (했음, 안 했음)
3일간 절주 혹은 금주 (성공, 실패)	3일간 절주 혹은 금주 (성공, 실패)	3일간 절주 혹은 금주 (성공, 실패)
3일간 운동 한 번 이상 (성공, 실패)	3일간 운동 한 번 이상 (성공, 실패)	3일간 운동 한 번 이상 (성공, 실패)
단백질 50g 섭취 (했음, 안 했음)	단백질 50g 섭취 (했음, 안 했음)	단백질 50g 섭취 (했음, 안 했음)

어느덧 플랜 4까지 왔다. 단발적인 실천에 '단백질 쉐이크 주문'과 '다음 주

운동 계획 세우기'가 포함되어 있다. 나는 운동 후 단백질 쉐이크의 섭취를 적극적으로 권장한다. 기호나 심리에 따라 천연식품으로 섭취하는 것이 낫다고 판단되면 그렇게 진행해도 무관하다. 단, 단백질 함량이 1회 섭취 시 15g 이상인 식품으로 섭취한다. 계란 2개~3개 혹은 닭가슴살 1덩이가 가장 좋다. 다음 주 운동 계획은 빈도, 강도, 시간, 종류 등을 고민해 보는 것이다. 일단 다음 주의 빈도는 세 번 이상을 목표로 한다. 미리 일정을 확인해 운동하는 날을 계획해두기로 하자.

매일 실천해야 하는 항목에는 몇 가지 내용들이 수정·추가된다. 수정되는 항목은 탄수화물 섭취와 설탕 및 당분 조절, 그리고 금주다. 단백질 50g 섭취도 빼먹지 말자.

어느 정도 체중감량이 이루어졌다면, 지금까지의 패턴은 '감량기'를 만들어 주기에 충분한 접근이었다. 만약 체중이 변하지 않거나 혹은 증가했다면 지금까지의 패턴은 '유지기' 혹은 '증가기'의 흐름이니, 섭취량을 줄이는 것이 바람직하다. 만약 하루 세 끼 중 탄수화물을 50g씩 두 번 섭취했다면 40g으로 줄여 탄수화물의 양을 맞춘다. 결국, 지난 과정의 흐름을 파악 후 현재의 탄수화물 패턴을 이어갈지 혹은 변화를 줄지 판단하면 되는 것이다.

체중의 흐름이 '감량기'에 속하는 사람들은 설탕 및 당분 섭취를 일부 허용한다. 예전의 일상으로 돌아가는 것이 아닌, 약간의 초콜릿, 약간의 음료, 약간의 간식만을 허용하는 것이기에 오해가 없길 바란다. 물론, 최대한 멀리하는 것이 좋으나 앞으로의 상황에 따라, 생리적인 주기에 따라, 활동에 따라 이런 것들이 요구되는 상황이 벌어질 수도 있다.

음주도 마찬가지다. 다음 날 일정에 지장을 줄 만큼, 그리고 다이어트에 방해가 될 만큼 섭취하지 않는다면 약간의 음주 정도는 허용한다. 그렇게 섭취한다면 '성공'으로 체크해도 좋다(단, 음주 후 이틀은 반드시 금주한다). 이 역시 본인의 기준에 따라 성공과 실패를 판단하면 된다.

마지막으로 단백질 50g의 추가다. 단백질 함량도 물론 중요하지만, 탄수화물의 양도 함께 체크해야 한다. 섭취하고자 하는 음식에 탄수화물도 섞여 있다면, 탄수화물 양까지 포함시켜 적용한다. 이 역시 체중 측정을 제외하고 한 가지라도 실패할 경우, 플랜 5로 넘어갈 수 없다.

수칙 5: 다이어트 성공의 지름길은 규칙적인 루틴의 형성이다

마스터 플랜 ❺
다이어트 성공의 지름길은 규칙적인 루틴의 형성이다
1주일
주말에도 평일과 동일한 패턴으로 생활하기 (수면 패턴)
다음 주 주말에 한 번 이상 무조건 운동 계획 실천하기
무기질 섭취하기
일주일 중 운동 세 번 이상 하기
운동 후 단백질 쉐이크 섭취하기

수칙 5. 다이어트 성공의 지름길은 규칙적인 루틴의 형성이다
주말 운동 계획 세우기 (O, X)
주말 루틴 계획하기 (O, X)
무기질 추가 (O, X)

체중: kg	체중: kg	체중: kg	체중: kg	체중: kg	체중: kg	체중: kg
설탕, 당분 제한 (성공, 실패)	설탕, 당분 제한 (성공, 실패)	설탕, 당분 제한 (성공, 실패)	설탕, 당분 제한 (성공, 실패)	설탕, 당분 제한 (성공, 실패)	설탕, 당분 제한 (성공, 실패)	설탕, 당분 제한 (성공, 실패)
적정 탄수화물 섭취 (성공, 실패)	적정 탄수화물 섭취 (성공, 실패)	적정 탄수화물 섭취 (성공, 실패)	적정 탄수화물 섭취 (성공, 실패)	적정 탄수화물 섭취 (성공, 실패)	적정 탄수화물 섭취 (성공, 실패)	적정 탄수화물 섭취 (성공, 실패)
성분표 확인 (했음, 안 했음)	성분표 확인 (했음, 안 했음)	성분표 확인 (했음, 안 했음)	성분표 확인 (했음, 안 했음)	성분표 확인 (했음, 안 했음)	성분표 확인 (했음, 안 했음)	성분표 확인 (했음, 안 했음)
수분 1L 이상 섭취 (성공, 실패)	수분 1L 이상 섭취 (성공, 실패)	수분 1L 이상 섭취 (성공, 실패)	수분 1L 이상 섭취 (성공, 실패)	수분 1L 이상 섭취 (성공, 실패)	수분 1L 이상 섭취 (성공, 실패)	수분 1L 이상 섭취 (성공, 실패)
영양제 섭취 (했음, 안 했음)	영양제 섭취 (했음, 안 했음)	영양제 섭취 (했음, 안 했음)	영양제 섭취 (했음, 안 했음)	영양제 섭취 (했음, 안 했음)	영양제 섭취 (했음, 안 했음)	영양제 섭취 (했음, 안 했음)
7일간 절주 혹은 금주 (성공, 실패)	7일간 절주 혹은 금주 (성공, 실패)	7일간 절주 혹은 금주 (성공, 실패)	7일간 절주 혹은 금주 (성공, 실패)	7일간 절주 혹은 금주 (성공, 실패)	7일간 절주 혹은 금주 (성공, 실패)	7일간 절주 혹은 금주 (성공, 실패)
7일간 운동 세 번 이상 (성공, 실패)	7일간 운동 세 번 이상 (성공, 실패)	7일간 운동 세 번 이상 (성공, 실패)	7일간 운동 세 번 이상 (성공, 실패)	7일간 운동 세 번 이상 (성공, 실패)	7일간 운동 세 번 이상 (성공, 실패)	7일간 운동 세 번 이상 (성공, 실패)
단백질 50g 섭취 (했음, 안 했음)	단백질 50g 섭취 (했음, 안 했음)	단백질 50g 섭취 (했음, 안 했음)	단백질 50g 섭취 (했음, 안 했음)	단백질 50g 섭취 (했음, 안 했음)	단백질 50g 섭취 (했음, 안 했음)	단백질 50g 섭취 (했음, 안 했음)
운동 후 단백질 섭취 (했음, 안 했음)	운동 후 단백질 섭취 (했음, 안 했음)	운동 후 단백질 섭취 (했음, 안 했음)	운동 후 단백질 섭취 (했음, 안 했음)	운동 후 단백질 섭취 (했음, 안 했음)	운동 후 단백질 섭취 (했음, 안 했음)	운동 후 단백질 섭취 (했음, 안 했음)
-	-	무기질 섭취 (했음, 안 했음)	무기질 섭취 (했음, 안 했음)	무기질 섭취 (했음, 안 했음)	무기질 섭취 (했음, 안 했음)	무기질 섭취 (했음, 안 했음)

플랜 5다. 글자가 작아서 안 보일 수 있으니, 앞서 제공한 QR코드를 활용

해 핸드폰이나 컴퓨터로 보거나 출력해서 확인하자. 플랜 5의 단발적 실천은 '주말 운동 계획'과 '주말 루틴을 계획하는 것'이다. 주말 운동과 주말의 루틴으로 늘 후퇴만 했던 주말을 전진하는 멋진 시간으로 만들어 보자. 평일과 동일한 시간에 기상 및 취침하고, 식사도 비슷한 시간에 할 수 있도록 계획한다면 완벽한 주말을 만들 수 있다. 조금 일찍 일어나 운동하는 것도 추천한다.

다음은 무기질의 추가다. 탄수화물, 지방, 단백질을 제외한 영양소라고 생각하면 된다. 물론 탄수화물, 지방, 단백질에도 무기질이 함유되어있지만, 이를 제외한 다른 식품에서 추가하려 노력한다면 포만감도 높일 수 있고, 신체 균형을 갖추는 데 많은 도움이 될 것이다. 이외 매일 실천하는 내용에는 큰 변동이 없다. 운동은 주말을 포함해 3회 이상 진행하고, 절주 및 금주는 7일간 진행한다. 역시 음주를 한 후 이틀은 무조건 금주한다(플랜 4와 동일). 끝으로 운동 후 단백질 쉐이크 혹은 단백질 식품을 섭취한다. 늦은 시간에 운동을 하더라도 예외는 없다. 플랜 5도 체중 측정을 제외한 나머지 중 하나라도 실패할 경우, 성공할 때까지 반복한다.

3 단계

실천

수칙 6: 복기는 중요하다

마스터 플랜 ❻
복기는 중요하다
1주일
중간 점검 (건강검진, 체중, 옷, 줄자, 사진 체크) 감량 흐름 판단하기
지방 점검하기
만다라트 확인하고 단기 계획 복기하기, **중기 계획 확인하기**
1주일에 4회 이상 운동하기 (주말 포함)
단백질 내 수준에 맞게 챙겨 먹기

수칙 6. 복기는 중요하다
체중 점검 (O, X)
지방 점검 (O, X)
만다라트 점검 (O, X)

체중: kg	체중: kg	체중: kg	체중: kg	체중: kg	체중: kg	체중: kg
설탕, 당분 조절 (성공, 실패)	설탕, 당분 조절 (성공, 실패)	설탕, 당분 조절 (성공, 실패)	설탕, 당분 조절 (성공, 실패)	설탕, 당분 조절 (성공, 실패)	설탕, 당분 조절 (성공, 실패)	설탕, 당분 조절 (성공, 실패)
적정 탄수화물 섭취 (성공, 실패)	적정 탄수화물 섭취 (성공, 실패)	적정 탄수화물 섭취 (성공, 실패)	적정 탄수화물 섭취 (성공, 실패)	적정 탄수화물 섭취 (성공, 실패)	적정 탄수화물 섭취 (성공, 실패)	적정 탄수화물 섭취 (성공, 실패)
성분표 확인 (했음, 안 했음)	성분표 확인 (했음, 안 했음)	성분표 확인 (했음, 안 했음)	성분표 확인 (했음, 안 했음)	성분표 확인 (했음, 안 했음)	성분표 확인 (했음, 안 했음)	성분표 확인 (했음, 안 했음)
수분 1L 이상 섭취 (성공, 실패)	수분 1L 이상 섭취 (성공, 실패)	수분 1L 이상 섭취 (성공, 실패)	수분 1L 이상 섭취 (성공, 실패)	수분 1L 이상 섭취 (성공, 실패)	수분 1L 이상 섭취 (성공, 실패)	수분 1L 이상 섭취 (성공, 실패)
영양제 섭취 (했음, 안 했음)	영양제 섭취 (했음, 안 했음)	영양제 섭취 (했음, 안 했음)	영양제 섭취 (했음, 안 했음)	영양제 섭취 (했음, 안 했음)	영양제 섭취 (했음, 안 했음)	영양제 섭취 (했음, 안 했음)
7일간 절주 혹은 금주 (성공, 실패)	7일간 절주 혹은 금주 (성공, 실패)	7일간 절주 혹은 금주 (성공, 실패)	7일간 절주 혹은 금주 (성공, 실패)	7일간 절주 혹은 금주 (성공, 실패)	7일간 절주 혹은 금주 (성공, 실패)	7일간 절주 혹은 금주 (성공, 실패)
주말 포함 운동 네 번 이상 (성공, 실패)	주말 포함 운동 네 번 이상 (성공, 실패)	주말 포함 운동 네 번 이상 (성공, 실패)	주말 포함 운동 네 번 이상 (성공, 실패)	주말 포함 운동 네 번 이상 (성공, 실패)	주말 포함 운동 네 번 이상 (성공, 실패)	주말 포함 운동 네 번 이상 (성공, 실패)
적정 단백질 섭취 (성공, 실패)	적정 단백질 섭취 (성공, 실패)	적정 단백질 섭취 (성공, 실패)	적정 단백질 섭취 (성공, 실패)	적정 단백질 섭취 (성공, 실패)	적정 단백질 섭취 (성공, 실패)	적정 단백질 섭취 (성공, 실패)
운동 후 단백질 섭취 (했음, 안 했음)	운동 후 단백질 섭취 (했음, 안 했음)	운동 후 단백질 섭취 (했음, 안 했음)	운동 후 단백질 섭취 (했음, 안 했음)	운동 후 단백질 섭취 (했음, 안 했음)	운동 후 단백질 섭취 (했음, 안 했음)	운동 후 단백질 섭취 (했음, 안 했음)
무기질 섭취 (했음, 안 했음)	무기질 섭취 (했음, 안 했음)	무기질 섭취 (했음, 안 했음)	무기질 섭취 (했음, 안 했음)	무기질 섭취 (했음, 안 했음)	무기질 섭취 (했음, 안 했음)	무기질 섭취 (했음, 안 했음)

플랜 6에서는 다이어트 첫날부터 지금까지의 흐름과 모습을 점검한다. 약 3주 정도 흐른 시간이기 때문에 건강검진의 변화는 크게 나타나지 않을 수 있

다. 혈액, 소변, 호르몬, 혈압 등의 유의차는 적어도 2개월~3개월 후에 확인하는 것이 좋다(그 외 체중, 옷, 줄자, 사진 등을 활용할 수 있다). 초기 정체형에 속하는 대상(질환자, 시니어, 사무직, 출산, 육아, BMI가 24 이하인 사람)을 제외하고, 감량의 흐름을 보이는 것이 정상이다. 만약 이에 속하지 않고, 또 관리도 잘하고 있는데 감량이 이루어지지 않은 사람이 있다면 대사 및 호르몬에 문제가 있을 수 있으므로 건강검진을 받아보는 것을 추천한다.

이 밖에도 지금까지 섭취했던 지방의 성분을 점검하고 확인한다. 비율과 양적으로 지방의 섭취가 적절했는지 복기해보면 좋을 것이다. 또한 만다라트를 확인 후 본인이 처음 설정한 '실천, 인정, 단기 계획' 등이 잘 지켜지고 있는지 확인한다. 만약 잘 지켜지지 않고 있다면 이 세 가지 영역을 다시 수정 보완해 계획을 세우면 된다. 매일 실천하는 영역에서 달라진 점은 주말 포함 운동 빈도를 '네 번'으로 늘리는 것이다. 이것 말고는 모든 영역에서 동일하게 진행한다. 역시 체중 체크를 제외하고, 한 가지라도 실패할 경우 다시 처음부터 플랜 6을 반복한다.

3 단계

실천

수칙 7: 스트레스를 제거하자

마스터 플랜 ❼
스트레스를 제거하자
1주일
탄수화물 교환과 대체
나만의 간식 만들기
컨디션 체크 (변비, 불면증, 현기증, 잦은 공복감, 예민함, 스트레스)
1주일에 4회 이상 운동하기
수분 1.5L 이상 섭취하기

수칙 7. 스트레스를 제거하자						
탄수화물 교환과 대체 (O, X)						
나만의 간식 만들기 (O, X)						
컨디션 체크 (O, X)						
체중: kg	체중: kg	체중: kg	체중: kg	체중: kg	체중: kg	체중: kg
설탕, 당분 조절 (성공, 실패)	설탕, 당분 조절 (성공, 실패)	설탕, 당분 조절 (성공, 실패)	설탕, 당분 조절 (성공, 실패)	설탕, 당분 조절 (성공, 실패)	설탕, 당분 조절 (성공, 실패)	설탕, 당분 조절 (성공, 실패)
적정 탄수화물 섭취 (성공, 실패)	적정 탄수화물 섭취 (성공, 실패)	적정 탄수화물 섭취 (성공, 실패)	적정 탄수화물 섭취 (성공, 실패)	적정 탄수화물 섭취 (성공, 실패)	적정 탄수화물 섭취 (성공, 실패)	적정 탄수화물 섭취 (성공, 실패)
성분표 확인 (했음, 안 했음)	성분표 확인 (했음, 안 했음)	성분표 확인 (했음, 안 했음)	성분표 확인 (했음, 안 했음)	성분표 확인 (했음, 안 했음)	성분표 확인 (했음, 안 했음)	성분표 확인 (했음, 안 했음)
수분 1.5L 이상 섭취 (성공, 실패)	수분 1.5L 이상 섭취 (성공, 실패)	수분 1.5L 이상 섭취 (성공, 실패)	수분 1.5L 이상 섭취 (성공, 실패)	수분 1.5L 이상 섭취 (성공, 실패)	수분 1.5L 이상 섭취 (성공, 실패)	수분 1.5L 이상 섭취 (성공, 실패)
영양제 섭취 (했음, 안 했음)	영양제 섭취 (했음, 안 했음)	영양제 섭취 (했음, 안 했음)	영양제 섭취 (했음, 안 했음)	영양제 섭취 (했음, 안 했음)	영양제 섭취 (했음, 안 했음)	영양제 섭취 (했음, 안 했음)
7일간 절주 혹은 금주 (성공, 실패)	7일간 절주 혹은 금주 (성공, 실패)	7일간 절주 혹은 금주 (성공, 실패)	7일간 절주 혹은 금주 (성공, 실패)	7일간 절주 혹은 금주 (성공, 실패)	7일간 절주 혹은 금주 (성공, 실패)	7일간 절주 혹은 금주 (성공, 실패)
7일간 운동 네 번 이상 (성공, 실패)	7일간 운동 네 번 이상 (성공, 실패)	7일간 운동 네 번 이상 (성공, 실패)	7일간 운동 네 번 이상 (성공, 실패)	7일간 운동 네 번 이상 (성공, 실패)	7일간 운동 네 번 이상 (성공, 실패)	7일간 운동 네 번 이상 (성공, 실패)
적정 단백질 섭취 (성공, 실패)	적정 단백질 섭취 (성공, 실패)	적정 단백질 섭취 (성공, 실패)	적정 단백질 섭취 (성공, 실패)	적정 단백질 섭취 (성공, 실패)	적정 단백질 섭취 (성공, 실패)	적정 단백질 섭취 (성공, 실패)
운동 후 단백질 섭취 (했음, 안 했음)	운동 후 단백질 섭취 (했음, 안 했음)	운동 후 단백질 섭취 (했음, 안 했음)	운동 후 단백질 섭취 (했음, 안 했음)	운동 후 단백질 섭취 (했음, 안 했음)	운동 후 단백질 섭취 (했음, 안 했음)	운동 후 단백질 섭취 (했음, 안 했음)
무기질 섭취 (했음, 안 했음)	무기질 섭취 (했음, 안 했음)	무기질 섭취 (했음, 안 했음)	무기질 섭취 (했음, 안 했음)	무기질 섭취 (했음, 안 했음)	무기질 섭취 (했음, 안 했음)	무기질 섭취 (했음, 안 했음)

플랜 7까지 왔다. 우선 매일 실천 하는 항목에는 큰 변화가 없다. 운동량과 체력 증가에 맞게 수분 섭취량을 좀 더 늘려주기만 하면 된다. 500ml의 수분

을 추가해 총 1.5L 이상 섭취를 목표로 한다(이미 1.5L 이상 섭취하고 있다면 그대로 계속 이어가면 된다). 플랜 7의 가장 큰 변화는 단발적 실천인데 그 첫 번째가 탄수화물의 교환과 대체다.

탄수화물, 지방, 단백질은 우리 몸에서 매우 중요한 기능을 담당하는 에너지원이다. 한 가지의 탄수화물 종류만을 고집하고 섭취한다면 다른 식품에서 얻을 수 있는 중요한 영양소를 놓치게 된다. 잡곡만 먹었다면 현미나 오트밀로도 바꿔보고 때로는 흰쌀도 권장한다. 구황작물의 탄수화물을 섭취하고 있다면 이 역시 다른 종류로 바꿔보는 것이 좋다. 이렇게 식품을 교환하거나 대체할 때 반드시 확인해야 할 것은 탄수화물의 함량이다. 기존에 섭취하고 있던 탄수화물과 비교해 보기도 하고, 더 나은 것이 있는지 찾아보자.

이 과정에서 가장 힘든 현상이 바로 공복감과 허기짐이다. 이때, 앞에서 다룬 '군것질거리'(다이어트 간식)을 활용한다. 나만의 간식을 통해 다이어트에 힘을 보탤 수 있을 것이다. 마지막으로 컨디션 체크다. 변비, 불면증, 현기증, 심한 공복감, 예민함, 스트레스 등 다이어트 시 피해갈 수 없는 현상이다. 이는 다른 시각으로 볼 때 긍정적인 시그널이기도 하다. 다만 이러한 현상들이 2주~3주 이상 계속 지속되어서는 안 된다. 이는 영양 결핍, 휴식 부족, 과한 에너지 소비량에 의한 현상일 수 있다. 플랜 7에서는 '스트레스'에 집중하며, 관리를 이어가도록 한다. 이제 거의 다 왔다. 처음 목표했던 모습을 상상하며 조금만 더 힘을 내도록 하자.

❖ 추천 탄수화물: 잡곡, 현미, 귀리, 퀴노아, 통밀 파스타, 호밀, 통밀, 보리, 오트밀, 통곡물 시리얼, 고구마, 곤약, 단호박, 바나나, 병아리콩

수칙 8: 세상에는 정체기란 없다

마스터 플랜 ⑧
세상에는 정체기란 없다
1주일
정체기 확인하기
단백질의 교환과 대체
치팅데이 자격 판단하기
1주일에 4회 이상 운동하기
나에게 맞는 식단 패턴 찾기

수칙 8. 세상에는 정체기란 없다
정체기 확인 (O, X)
단백질 교환과 대체 (O, X)
식단 패턴 찾기 (O, X)
치팅데이 확인하기 (O, X)

체중: kg	체중: kg	체중: kg	체중: kg	체중: kg	체중: kg	체중: kg
설탕, 당분 조절 (성공, 실패)	설탕, 당분 조절 (성공, 실패)	설탕, 당분 조절 (성공, 실패)	설탕, 당분 조절 (성공, 실패)	설탕, 당분 조절 (성공, 실패)	설탕, 당분 조절 (성공, 실패)	설탕, 당분 조절 (성공, 실패)
적정 탄수화물 섭취 (성공, 실패)	적정 탄수화물 섭취 (성공, 실패)	적정 탄수화물 섭취 (성공, 실패)	적정 탄수화물 섭취 (성공, 실패)	적정 탄수화물 섭취 (성공, 실패)	적정 탄수화물 섭취 (성공, 실패)	적정 탄수화물 섭취 (성공, 실패)
성분표 확인 (했음, 안 했음)	성분표 확인 (했음, 안 했음)	성분표 확인 (했음, 안 했음)	성분표 확인 (했음, 안 했음)	성분표 확인 (했음, 안 했음)	성분표 확인 (했음, 안 했음)	성분표 확인 (했음, 안 했음)
수분 1.5L 이상 섭취 (성공, 실패)	수분 1.5L 이상 섭취 (성공, 실패)	수분 1.5L 이상 섭취 (성공, 실패)	수분 1.5L 이상 섭취 (성공, 실패)	수분 1.5L 이상 섭취 (성공, 실패)	수분 1.5L 이상 섭취 (성공, 실패)	수분 1.5L 이상 섭취 (성공, 실패)
영양제 섭취 (했음, 안 했음)	영양제 섭취 (했음, 안 했음)	영양제 섭취 (했음, 안 했음)	영양제 섭취 (했음, 안 했음)	영양제 섭취 (했음, 안 했음)	영양제 섭취 (했음, 안 했음)	영양제 섭취 (했음, 안 했음)
7일간 절주 혹은 금주 (성공, 실패)	7일간 절주 혹은 금주 (성공, 실패)	7일간 절주 혹은 금주 (성공, 실패)	7일간 절주 혹은 금주 (성공, 실패)	7일간 절주 혹은 금주 (성공, 실패)	7일간 절주 혹은 금주 (성공, 실패)	7일간 절주 혹은 금주 (성공, 실패)
7일간 운동 네 번 이상 (성공, 실패)	7일간 운동 네 번 이상 (성공, 실패)	7일간 운동 네 번 이상 (성공, 실패)	7일간 운동 네 번 이상 (성공, 실패)	7일간 운동 네 번 이상 (성공, 실패)	7일간 운동 네 번 이상 (성공, 실패)	7일간 운동 네 번 이상 (성공, 실패)
적정 단백질 섭취 (성공, 실패)	적정 단백질 섭취 (성공, 실패)	적정 단백질 섭취 (성공, 실패)	적정 단백질 섭취 (성공, 실패)	적정 단백질 섭취 (성공, 실패)	적정 단백질 섭취 (성공, 실패)	적정 단백질 섭취 (성공, 실패)
운동 후 단백질 섭취 (했음, 안 했음)	운동 후 단백질 섭취 (했음, 안 했음)	운동 후 단백질 섭취 (했음, 안 했음)	운동 후 단백질 섭취 (했음, 안 했음)	운동 후 단백질 섭취 (했음, 안 했음)	운동 후 단백질 섭취 (했음, 안 했음)	운동 후 단백질 섭취 (했음, 안 했음)
무기질 섭취 (했음, 안 했음)	무기질 섭취 (했음, 안 했음)	무기질 섭취 (했음, 안 했음)	무기질 섭취 (했음, 안 했음)	무기질 섭취 (했음, 안 했음)	무기질 섭취 (했음, 안 했음)	무기질 섭취 (했음, 안 했음)

플랜 7과 마찬가지로 매일 실천하는 영역은 동일하다. 추가되는 것은 단발적인 실천인데, 앞서 제시한 '탄수화물의 교환과 대체'처럼 이번에는 단백질을

교환하고 대체한다. 단백질 역시 한 가지 종류로만 섭취하기보다 동물성·식물성을 다양하게 혼용하는 것이 좋고, 종류 또한 폭넓게 두는 것이 바람직하다. 이러한 노력은 나에게 필요한 완벽한 식단을 제공하게 된다.

나에게 잘 맞는 음식을 찾기도 하고, 무엇보다 지금의 환경에서 적용 가능한 가장 현실적인 조리 방법과 구성을 찾는다. 사람마다 식사 시간, 식사 장소, 패턴, 기호 등이 다르기에 주어진 상황을 어떻게 활용하는지가 장기적인 다이어트의 핵심이 된다. 가령 다이어트 도시락을 주문한다든지, 단백질 식품으로만 식사를 구성하는 등의 노력을 해볼 수 있는 것이다.

또 하나의 포인트는 바로 정체기를 확인하는 과정이다. 체중의 정체가 지속되고 있다면 BMI가 낮거나, 관리에 소홀했거나, 혹은 몸의 기능에 문제가 생겨 대사활동이 원활하지 못한 것이 이유일 수 있다. 바로 그 '이유'를 확인할 차례다.

마지막으로 치팅데이의 확인이다. 의무적인 치팅데이는 무의미하다. 현재의 체중감량 흐름이 예상대로 진행되고 있거나 예상보다 좋은 성과를 거두고 있다면 치팅데이를 구상해보자. 물론 체중이 일시적으로 올라갈 것이고, 몸이 붓거나 무겁게 느껴질 수도 있다. 그것을 감수하고 진행하는 것이다. 우리는 언젠가 맛있는 음식을 마주할 날이 온다. 그날을 대비해 치팅 이전의 관리와 치팅 이후의 관리를 예습해보는 소중한 경험이 될 것이다. 치팅데이가 불러오는 변화를 '다이어트 포기'로 끌고 가서는 결코 안 된다. 설득력 있는 치팅데이만이 다이어트의 '원동력'이 된다는 것을 반드시 명심하자.

'다이어트 마스터 플랜 10'의 실질적인 실천 과정은 여기까지다. 이후의 플랜 9, 플랜 10은 스스로 미래를 그려보는 체화의 과정이다. 체화의 과정으로 넘어가기 위해서는 모든 항목에 대한 실천과 성공을 이루어야 한다.

❖ 추천 단백질: 닭가슴살, 모든 육류의 안심, 고등어, 오징어, 새우, 꽁치, 연어, 참치, 달걀, 두부, 대두콩, 강낭콩, 렌틸콩, 낫토, 닭모래집, 골뱅이

수칙 9: 능동적 체화를 준비하자

마스터 플랜 ❾
능동적 체화를 준비하자
1일
멘탈의 재해석
운동의 재해석
휴식의 재해석
식단의 재해석
나만의 다이어트 원칙

플랜 9는 체화를 위한 마지막 단계라고 볼 수 있으며, 여기에는 '나만의 해석'이 필요하다. 성공한 사람들은 하나같이 본인만의 방법과 비법을 갖고 있다. 대표적인 몇 가지 예를 살펴보자.

❶ 대학생 A 씨는 약속이 없는 날에는 무조건 양질의 음식으로 건강한 식단을 구성한다.

❷ 회사원 B 씨는 빨간 날(휴일, 공휴일)이 아니면 절대 술을 마시지 않는다.

❸ 운동선수 C 씨는 혼자 식사할 때 젓가락이나 포크만 사용한다.

❹ 사업가 D 씨는 주말에도 평일과 똑같은 시간에 기상하고, 반드시 운동으로 하루를 시작한다.

❺ 회사원 F 씨의 사무실은 5층, 집은 7층이다. 사무실과 집을 오르내릴 때는 항상 계단을 이용하고, 퇴근 시에는 한 정거장 먼저 내려서 집까지 걸어간다.

몸매가 좋기로 소문난 대학생 A 씨는 평소 약속이 많다. 약속이 있는 날에는 대체로 무거운 음식을 먹기에, 약속이 없는 날에는 무조건 양질의 음식으로 건강한 식단을 구성한다. 회사원 B 씨는 음주 때문에 건강도 나빠지고 고도 비만에까지 이르게 되었다. 지금은 빨간 날이 아니면 술은 입에도 대지 않는다. 운동선수 C 씨는 선배들의 눈치를 보며 허겁지겁 먹는 식습관 때문에 위 통증을 달고 산다. 선배가 되기 전까지는 계속 눈치를 봐야겠지만, 혼자 있을 때만큼은 천천히 식사하기 위해 젓가락과 포크만 사용한다. 사업가 D 씨는 바쁜 일정 때문에 평소 건강을 관리할 시간이 부족하다. 관리가 가능한 시간은 주말 아침뿐인데, 그 시간을 오롯이 자신을 위해 쓰기로 마음먹었다. 회사원 F 씨 역시 운동할 시간이 부족해 늘 고민이었다. 그래서 생각한 것이 집과 회사의 엘리베이터를 이용하지 않는 것이었다. 처음에는 집을 오르는 것으로만 시작했는데, 지금은 체력이 늘어 회사 계단도 오르고 퇴근 시에는 한 정거장 먼저 내려서 집까지 걸어가고 있다. 두 정거장 먼저 내리는 것이 다음 주의 목표다.

구차하고 미련해 보일 수도 있지만 주어진 환경에서 각자 최선을 다하는 아름다운 모습이라 생각한다. 이러한 모습들은 오롯이 자신만을 위한 방법이며, 이 방법을 설계한 자신에게 확실한 이익을 가져다준다. 이러한 노력과 방법들이야말로 '다이어트'를 삶에서 지워버릴 수 있는 유일한 방법이라고도 생각한다.

자신의 부족함과 취약점을 알고, 이를 개선하기 위해 노력하고 실천한다면 굳이 다이어트를 하지 않아도 될 만큼의 모습을 유지할 것이다. 이런 사람들이 하는 실천의 특징은 '다이어트를 위한 실천'이 아니라는 것이다. 이는 단지 자신을 지키기 위한 최소한의 노력일 뿐이다. 우리도 할 수 있다. 자신에게 수없이 많은 질문을 던지는 것부터 시작하면 된다.

"무슨 운동 좋아해?"

"혼자서 하는 게 좋아?"

"운동은 언제 하는 게 좋아?"

"무슨 음식 좋아해?"

"좋아하는 음식을 위해 무엇을 포기할 수 있어?"

"굶는 것도 할 수 있어?"

"지금 가장 부족한 게 뭐라고 생각해?"

이렇게 메타인지, 영양, 운동, 휴식의 카테고리 안에서 자신에게 질문을 던져보고, 나온 답을 기준으로 '나만의 원칙'을 세워보는 것이다. 팁을 주자면 답을 너무 멀리서 찾기보다는 가깝고 사소한 것에서부터 찾는 게 좋다. 그동안 살이 쪘던 이유 또한 지극히 사소한 것에서부터 시작되었기 때문이다. 무심코 마셨던 음료, 생각 없이 먹었던 디저트, 배가 불러도 꼭 먹어야 하는 후식, 영화관에서 의무적으로 먹었던 팝콘, 먹을 게 없어 먹었던 치킨, 소주 없이는 못 먹는 삼겹살, 겨울에도 먹는 아이스크림 등등…. 어쩌면 우리는 사소한 것에서부터 '살찌는 훈련'을 해온 건지도 모른다.

수칙 10 : 나만의, 나만에 의한, 나만을 위한 다이어트를 만들자

'다이어트 마스터 플랜 10'을 진행해오면서 느낀 점과 생각, 목표, 방향, 원칙 등을 자유롭게 적어보자.

4
단계

습관

다이어트,
드디어 웃다

4

오늘 외식해요

다이어트 시 가장 많은 '인내'를 필요로 하는 순간은 단연 외식을 할 때다. 이러한 외식을 지혜롭게 잘 극복하기 위해서는 외식 전과 외식 후의 전략이 필요하다.

외식 전후의 운동과 식단 관리

	운 동	식 단
외식 전	외식 전날 또는 외식 당일 운동을 통해 에너지 소모	• 탄수화물 금식 또는 저탄수화물 소량 섭취 • 지방 금식 또는 저지방 소량 섭취
외식 후	외식 당일 또는 외식 다음 날 운동을 통해 에너지 소모	• 탄수화물 금식 또는 저탄수화물 소량 섭취 • 지방 금식 또는 저지방 소량 섭취 • 상황에 따라서 1일 1식 시행

표에서 알 수 있듯 이는 굉장히 단순한 접근 방법이다. 음식이 들어올 것을 대비해 운동으로 미리 에너지를 소모하고, 음식이 과다하게 들어왔다면 다시 운동을 통해 에너지를 소모하면 된다. 식단도 마찬가지다. 평소 적당한 탄수화물과 지방을 섭취하고 있었다면 외식 전후로 그 양을 줄여 균형을 맞춰주기만 하면 된다.

단순하고 쉬워 보이는 내용이지만 그 실천이 쉽지만은 않다. 만약 이 방법대로 실천하지 못해 공든 탑이 무너지게 된다면 다이어트는 이대로 끝인 걸까?

여기서 다이어트에 성공하는 사람과 실패하는 사람의 큰 차이가 나타난다. 관리를 잘해오다가 외식 한 번으로 망연자실하는 사람과 그렇지 않은 사람의 차이 말이다. 물론 한두 번의 외식만으로 체중이 늘어날 수는 있다. 하지만이것은 우리가 말하는 살, 그리고 지방이 아니므로 너무 실망할 필요도 없다. 섭취를 통해 몸 안에 쌓인 대사물질일 뿐이며, 관리를 지속한다면 얼마든 몸밖으로 다시 배출할 수 있는 것이다. 이때 필요한 것은 포기가 아닌, 극복할 수있는 대처와 대응이다.

'실패할 수 있지만, 포기하지만 않으면 무조건 성공한다.'

한 번의 외식에서 실패를 맛보았다면 그 실패를 발판 삼아 성공을 위한 전략을 구상해야 한다. '외식의 실패'는 잠시 쉬었다 가는 개념 정도로 이해하면된다. 우리가 생각해봐야 할 것들은 이 정도다.

ⓐ 탄수화물과 지방의 양은 어땠나?
ⓑ 음식의 양과 질이 나쁘지는 않았나?
ⓒ 음주로 인해 무분별한 식사로 이어지지는 않았나?
ⓓ 1차 외식에선 선방했지만, 2차 외식에서 실패하진 않았나?
ⓔ 실패의 원인이 주변 사람들의 눈치 때문이었나?

사실 실패의 원인을 찾자면 한도 끝도 없을 것이다. 그 누구보다 자신이 그원인을 가장 잘 알고 있을 테니 말이다. 다만 우리는 실패와 후회를 되풀이하지 않도록 만전을 기해야 한다.

의사에게 '약'을 물어봤습니다

다이어트를 해본 사람치고 약에 대한 고민을 해보지 않은 사람은 없을 것이다. 그렇다면 실제로 다이어트 약은 효과가 있을까? 나는 이 단락을 다루기 전 평소 알고 지내던 몇 분의 의사 선생님에게 조언을 구했다.

"의존성만 낮춘다면 어느 정도는 효과를 볼 수 있습니다."

의사 선생님들은 이구동성으로 이렇게 말했다. 하지만 의존성을 낮추기란 쉬운 일이 아니다. 약에 의존해 한 번이라도 체중을 감량한 사람들은 약을 끊은 뒤 체중이 조금이라도 늘면 다시 약의 유혹을 뿌리치기 힘들기 때문이다. 결국 약에 대한 의존성은 시간이 지날수록 점점 더 높아질 수밖에 없다. 이러한 문제점을 보완하기 위해서는 약의 도움을 받는 동시에 운동과 식단을 슬기롭게 병행해야만 한다.

'이 약만 먹으면 살이 빠지겠지?'

약이 낳은 최악의 결과가 바로 이것이라 나는 생각한다. 약을 선택하는 대부분의 사람들은 스스로 살을 뺄 수 없다는 확신을 갖고 있거나, 운동이나 식단 관리를 두려워하는 사람들이다. 내가 센터를 운영했을 당시 실제로 약에 의존하는 회원을 많이 만났다. 그들은 약의 의존도가 매우 강했고, 약물 복용으로 인해 기본적으로 갖추어야 할 운동과 식단이 실제로 엉망진창이 되어버렸다.

"약 먹고 있으니까 괜찮지 않나요?"
"하루 정도 쉬어도 되겠죠? 약 먹고 있으니까요."

이런 질문을 던지는 회원들은 모든 관리를 중단하고 처음부터 다시 마인드 세팅을 했다. 최근에는 온라인 사이트에서 불법적으로 약물이 판매되는 사례가 급증하고 있는데, 대표적인 것이 바로 '나비약'으로도 잘 알려진 식욕억제제, '펜터민'이다. 펜터민은 마약의 한 종류인 필로폰과 그 구조가 유사하며 잘못 복용 시 심한 환각을 일으킬 수 있다. 약을 복용하려면 반드시 의사 선생님과 상담 후 처방을 받고, 일정 기간 이내에만 복용하며(최장 3개월), 의존도가 높아지지 않도록 운동과 식단 관리를 병행할 것을 당부한다.

그렇다면 약을 복용하지 않고 다이어트에 임하려면 어떻게 해야 할까? 우선, 방법보다는 생각부터 바꿔야 한다. 세계보건기구에서는 비만을 각종 성인병을 유발하는 '질병'으로 규정하고 있다. 현재 세계비만연맹은 비만 인구가 이대로 계속 증가하면 2025년에는 전 세계 인구의 3분의 1이 비만 환자가 될 것으로 예측하고 있다. 이처럼 비만은 사회적인 문제로까지 대두되고 있는데 이를 해결할 수 있는 가장 좋은 방법이 바로 생각의 전환인 것이다. 그러기 위해서는 나에게 유익한 것과 그렇지 않은 것을 분명하게 구분할 줄 알아야 한다.

❶ 약물을 판매하는 대표나 관계자들은 살이 쪄도 자신들이 판매하는 약물을 먹고 살을 빼지 않는다. 그들은 식이요법이나, 운동을 통해 건강관리를 할 것이다.

❷ 또한 그들이 사랑하는 가족이나, 주변인들에게도 결코 그 약을 권장하지 않을 것이다.

이러한 생각 하나만으로도 약물을 멀리할 수 있는 '긍정적인 메타인지'를 형성할 수 있다. 너무 앞서가려 하지 말고, 조금 느리게 가더라도 건강을 우선으로 두자.

뺄 때 빼더라도 담배 한 대 정도는 괜찮잖아?

담배가 백해무익하다는 것은 누구나 알고 있는 사실이다. 체중감량을 위해서는 운동, 식단, 휴식의 조화가 중요한데 흡연을 하게 되면 운동과 휴식에 악영향을 미칠 수밖에 없다.

흡연은 운동수행능력을 감소시키고 피로도를 촉진시키기에, 운동 시 흡연자는 비흡연자에 비해 많은 손해를 본다. 이러한 이유로 나는 흡연을 하는 회원들에게 금연할 것을 제안했다(금연을 제안받은 대부분의 회원은 체중감량보다 금연을 더 힘들어했다). 이는 예상치 못한 스트레스로 이어졌고, 다이어트의 결과에도 적지 않은 영향을 끼치게 되었다.

금연으로 인해 다이어트 성공과 멀어진다면 전략을 바꿔 흡연량을 줄이는 것부터 실천하면 된다. 스트레스와 흡연량을 동시에 조금씩 줄여나가는 것이다.

'운동 전후로는 최대한 흡연을 삼가자.'

자신이 흡연자라면 이거 하나만은 명심하자. 이는 다이어트를 떠나 나의 건강을 위한 최소한의 노력이자 자세다. 다이어트를 하는 사람이든 다이어트를 하지 않는 사람이든 담배는 누구에게나 해로운 것이기에 최소한 운동 전후만이라도 담배를 멀리해서 건강의 균형과 조화를 맞추도록 노력하자.

과일은 애매해

회원들을 관리하면서 가장 많이 받았던 질문 중 하나가 바로 이 과일과 관련된 질문이었다.

"과일을 먹으면서 다이어트를 해도 되나요?"
"과일은 살 안 찌지 않나요?"
"과일로 원푸드 다이어트 해도 되나요?"

과일은 체중감량에 정말 안 좋을까? 아쉽게도 정답은 'YES'다. 과일은 식이섬유, 비타민, 미네랄과 같은 좋은 성분으로 이루어져 있지만, 과당 역시 필요 이상으로 많다. 과일을 너무 많이 섭취하게 되면 체내에서 빠르게 포도당으로 전환을 하게 되는데, 이때 안정적으로 저장을 하지 못하면 지방으로 저장된다. 중성지방이 합성되면 결국 지방간을 유발하게 되는 것이다.

흔히 알코올을 지방간의 주요 원인으로 생각하지만, 비알코올성 지방간, 즉 과당으로 인한 지방간도 무시할 수 없다. 결국 과한 과일의 섭취로 인해 지방이 늘어나고 간에 부담을 줄 수 있다는 것이다. 특히 과일을 갈아 만든 과일주스나 과즙이 들어간 탄산음료는 갑작스럽게 혈당을 올릴 수 있기에 체중감량 시 기피하는 것이 좋다.

물론 과일을 먹지 말라는 얘기는 아니다. 건강한 사람이 건강을 유지하기 위해 적당량의 과일을 먹는 건 괜찮지만, 체중을 감량해야 하는 사람이 아무 생각 없이 과일을 집어 먹다가는 어떤 결과를 마주하게 될지 모른다는 것이다. 그러므로 '체중감량'이 목표인 사람들은 아쉽지만 과일을 잠시 멀리하도록 하자. 탄수화물의 섭취를 과일로만 충당하거나, 식후에 과일을 챙겨 먹는 습관은 매우 좋지 않으니 반드시 주의해야 한다.

독소와 살은 무관하다

세상에는 많은 다이어트 법이 있는데, '디톡스' 혹은 '클렌징 다이어트'는 한 시대를 풍미한 다이어트법이라고 해도 과언이 아니다.

디톡스는 '몸 안의 독소를 없앤다'라는 뜻으로 짧은 단식이나 특정한 영양소 섭취, 운동요법 등을 통해 체내 독소를 제거하는 것을 말한다. 우리 몸에 있는 독소를 제거해야 건강한 몸을 얻을 수 있기에 나 역시 건강을 위한 좋은 다이어트법이라 생각한다. 실제로 암을 치료하는 데 사용하기도 하고, 암 예방에도 도움이 된다. 그러나 현실에서는 체중감량을 하는 방법으로 더 많이 알려져 있고, 많은 다이어터들이 이 방법을 아무런 기준이나 제한 없이 무분별하게 활용하고 있다. 이렇듯 문제가 있는 디톡스 방법을 나는 '다이어트 디톡스'라 칭하겠다.

체중감량을 위한 하나의 과정으로 짧은 기간 안에 몸의 독소를 제거하겠다는 생각이라면 이 다이어트 디톡스에 찬성한다. 그러나 이것만을 감량 방법으로 사용하거나, 빈도를 지나치게 많이 늘린다면 나는 반대할 수밖에 없다. 몸의 독소를 빼려다 더 큰 독을 얻을 수 있기 때문이다.

그렇다면 왜 이렇게나 많은 사람들이 디톡스에 열광할까? 바로 적은 비용, 짧은 기간, 체계적인 방법, 몸에서 느껴지는 반응 등이 모두 '자극적'이기 때문이다. 고통스럽고 힘들기만 했던 다이어트를 적은 비용으로, 고작 며칠 동안의 고생만으로 이룰 수 있다고 생각하기 때문이다. 실제로 시키는 대로 해당 디톡스 제품만 섭취하면 될 만큼 간단하고 반응 또한 신박하다. 왠지 몸의 부기가 빠진 듯하고, 괜히 몸이 가벼워진 느낌까지 든다. 소변의 색과 대변의 양이 평소 내가 경험하지 못한 모습이라 '뭔가 제대로 바뀌고 변하는 느낌'이 든다. 체중을 측정해보면 변하지 않던 체중마저 변해있다. 놀라지 않을 수 없다.

혹시 건강검진을 받아본 적이 있는가? 혹은 장염에 걸려 심하게 설사를 했던 기억이 있는가? 이 두 가지 상황의 공통점은 먹는 것에 제약이 따른다는 점, 물이나 약물 또는 이온 음료만 마셔야 한다는 점, 설사를 동반한다는 점, 거울 속의 내 모습이 왠지 야위어 보인다는 점, 그리고 체중이 준다는 점이다. 다이어트 디톡스와 장염은 별반 차이가 없다.

비만은 세계적으로도 가장 큰 사회 이슈로 거론되며, 지금도 이를 해결하기 위해 많은 전문가와 의사들이 비만 연구에 에너지를 쏟고 있다. 이들이 주장하는 가장 완벽한 다이어트법은 여전히 식이요법과 운동, 그리고 올바른 휴식에 입각한다.

디톡스는 체중감량을 하는 데 있어 '독소를 제거해준다'는 것 외엔 다른 긍정적인 도움을 주지는 않는다. 이를 가장 쉽고 효과적인 다이어트법인 것처럼 허위광고를 하는 것도 큰 문제가 아닐 수 없다. 쉽고 편한 다이어트법은 세상 어디에도 존재하지 않는다는 것을 우리는 다시 한번 기억해야 한다.

팔굽혀펴기만 해도 뱃살이 빠진다

뱃살을 빼기 위해서는 뱃살 운동을 해야 할까? 왠지 그래야 할 것 같긴 하다. 그렇다면 얼굴 살을 빼려면 얼굴 운동을 해야 할까? 앞의 질문과 같은 맥락으로 보면 좀 이상하게 들릴 것이다.

체중감량을 하면 얼굴 살이 빠지는 걸 느낄 수 있는데, 그렇다고 우리가 얼굴 운동을 따로 한 건 아니다. 우리가 체중감량을 위해 하는 운동의 결과는 몸의 전체적인 감량으로 나타나게 되는데, 지방의 분포도에 따라 감량이 눈에 띄는 곳과 그렇지 않은 곳으로 나눠지게 되는 것이다. 체중을 감량하면 상대적으로 지방량이 적은 얼굴과 팔은 감량이 더 많이 된 것처럼 보이고, 지방이 많은 복부나 하체에 변화가 없는 것으로 느껴지는 게 바로 이 때문이다. 우리 몸은 일정 비율로, 균등하게 감량되었다는 것은 틀림없다.

다시 말해, 복근운동을 하면 뱃살이 빠진다기보다는 몸 전체의 살이 빠지고 팔운동을 하면 팔뚝 살이 빠진다기보다는 몸 전체의 살이 빠진다는 것이다. 물론 이 두 운동은 지방을 태우는 데 그리 효율적이지가 않고, 시간 또한 많이 소요된다. 결국 뱃살을 빼고 싶다면 단시간에 많은 지방을 태울 수 있는 운동을 해야 효과를 볼 수 있다.

그렇다면 지방량이 많은 복부나 하체는 어떤 운동을 해야 감량이 잘 될까? 지금까지 수많은 논문과 실험 결과에서 확인했듯이 하체를 많이 쓰는 하체운동이나 에너지를 많이 쓰는 전신 운동, 산소를 많이 쓰는 유산소 운동이 지방을 태우는 데 가장 효과적이다.

여기서 또 한 가지 의문이 생긴다. 그렇다면 하체운동만 매일 하면 체중감량과 뱃살을 빼는 데 도움이 될까?

정답은 △다. 어느 정도 감량할 수는 있겠지만, 이상적인 방법이라고 하기엔 무리가 따른다. 트레이닝의 3요소는 건강의 3요소와 동일하다. 운동, 영양, 휴식 중 한 가지라도 부합되지 않으면 원하는 목표를 이루기 어렵다. 운동 직후 몸이 펌핑되고, 부기도 빠져 보여 몸이 좋아진 것으로 착각할 수 있지만 실제로 우리의 몸은 회복하는 과정에서 좋아지게 된다.

즉, 올바른 휴식이 이루어져야 감량도 잘 되고 부상이나 통증 없이 좋은 몸을 만들 수 있다는 것이다. 운동했던 부위는 올바른 휴식을 통해 회복이 잘 이루어져야 하며, 회복 중에는 사용하지 않았던 근육을 사용해 에너지를 쓰는 것이 효과적이다. 매일 하체운동만 죽어라 하는 것보다는 다양한 부위를 체계적으로 건드려주는 게 좋다.

그렇다면 뱃살 운동이나 상체 운동을 하는 가장 큰 이유는 뭘까? 우리 몸은 하나의 유기체로 이루어져 있다. 하체만 사용했을 때보다 하체와 상체를 함께 사용했을 때 감량이 더 효과적이라는 것이다. '순환'의 관점에서 보았을 때도 특정 부위를 계속 사용하는 것보다 몸 전체를 사용했을 때 그 효과가 더 극대화된다. 전쟁터에 총만 가지고 나가는 것이 아니라 수류탄, 대검, 대포와 같은 여러 무기를 함께 가지고 나간다고 생각하면 이해가 빠를 것이다.

다이어트를 통해 어느 정도 지방을 걷어낸 이후에는 몸의 탄력을 유지하게 만드는 과정이 필요하다. 바로 이때, 특정 부위 운동으로 밀도나 부피를 변화시킬 수 있다. 즉, 특정 부위 운동은 그 부위의 지방을 직접적으로 제거하기보다는, 그 부위를 더욱 돋보이게 만드는 데 의미가 있다. 쉽게 표현하면 뱃살 운동으로 뱃살을 제거할 수는 없지만, 뱃살 운동으로 식스팩을 좀 더 선명하게 만들 수는 있다. 올바른 접근이 올바른 결과를 낳는다는 것을 명심하자.

땀복과 사우나

사우나를 하거나 땀복을 입고 땀을 배출하면 체중감량과 지방 연소에 도움이 된다고 흔히 생각하는데, 이는 정확한 정보가 아니다. 몸의 70%가 수분이기 때문에 수분을 빼내면 자연스럽게 체중이 줄어든다. 예를 들어 땀복을 입고 2시간가량 운동을 해 1L의 땀을 배출했다면, 체중은 당연하게도 1kg 줄어들 것이다. 그러나 이후 1L의 수분을 보충한다면 체중은 원래대로 돌아온다. 즉, 사우나나 땀복을 이용한 수분 배출은 체중감량이나 지방 연소에 아무런 영향을 주지 않는다.

땀복 착용 후 땀을 많이 흘리면 나트륨, 전해질 수치가 낮아져 탈수가 발생한다. 탈수는 운동효율을 그 즉시 떨어뜨린다. 체중의 3%~4%에 해당하는 수분을 잃으면 신체기능이 저하되어 장거리 유산소 운동능력이 20%~30%까지 감소하고, 흘린 땀이 체중의 5%~6%에 이르면 체온 조절이 어려우며 맥박과 호흡도 빨라진다. 그렇기에 운동을 할 때는 땀복을 입기보다 통풍이 잘되는 옷차림으로 운동하는 것이 좋다. 또한 여름처럼 더운 날씨에 운동하는 것보다 추운 겨울철에 운동하는 것이 지방을 태우는 데에 더 효과적이다. 이처럼 땀의 배출과 체중감량은 아무런 상관이 없다.

잘못된 상식으로 인해 세상을 떠난 가슴 아픈 사연도 있다. 개그맨 김모 씨와 레슬링 선수 김모 군의 사례가 그렇다. 개그맨 김모 씨는 사우나 직후 운동을 하다 쓰러졌고, 레슬링 선수 김모 군은 땀복을 입고 40여 분 동안 운동장을 뛰던 중 심한 탈수 증상이 와 세상을 떠났다. 이렇듯 인위적으로 땀을 내는 운동은 오히려 극단적인 탈수를 불러일으키고 신체에 엄청난 손상을 줄 수 있다. 올바른 방법으로 감량하지 않는 것이 이렇게나 위험하다.

운동만 하면 옆구리가 아파요

운동 중 옆구리 통증을 많이 경험해 보았을 것이다. 통증이 발생하는 이유는 크게 2가지로 나눌 수 있다.

❶ 호흡량 증가

운동을 하면 갑자기 호흡량이 많아지고, 이로 인해 횡격막에 경련이 일어나게 된다. 높은 운동 자극이 가해지면 호흡량이 증가하는데 이때 횡격막이 그 자극을 견디지 못하게 되면서 경련과 통증이 나타나는 것이다. 이런 경우는 오버페이스로 인한 몸의 거부 반응이기 때문에 즉시 운동을 중단해야 한다. 운동에 앞서 충분한 스트레칭을 해주면 어느 정도 예방이 된다.

❷ 위 팽창

주로 식사 후에 잘 나타나는 현상인데, 음식물 섭취 후 위가 팽창하면서 횡격막에 자극을 주고 그것이 통증으로 이어진다. 음식물을 섭취하게 되면 소화에 필요한 에너지 공급을 위해 혈액이 빠르게 순환하게 되는데, 운동에 필요한 에너지가 추가로 필요해져 피를 저장하고 있는 비장이 갑자기 피를 내보내게 된다. 즉 음식물을 소화시키는 혈액과 근육에 필요한 혈액을 동시에 보내기 위해 생겨나는 통증이라 보면 된다. 식사 후 일정 시간(1시간 30분~2시간)이 지난 다음 운동하는 것이 좋다.

이렇게 운동 중 통증이 생기면, 하던 운동을 바로 멈춰야 한다. 통증을 참고 운동을 계속하면 증상이 더 심해질 수 있기 때문이다. 편한 자세로 앉아, 심호흡을 하거나 해당 부위를 가볍게 마사지하면 통증을 줄이는 데 많은 도움이 된다. 통증을 미리 예방하는 것이 가장 좋고, 어쩔 수 없이 통증을 만나게 된다면 이러한 방법으로 잘 대처하자.

몇 시부터 몇 시까지 운동하세요?

운동하는 시간대에 따라서 그 효과 역시 달라진다. 공복 상태인 아침에는 '아드레날린'이 더욱 많이 분비되는데(07시~09시), 이때 유산소 운동을 하면 다른 시간에 운동하는 것보다 더 큰 효과를 얻을 수 있다. 물론, 단점도 있다. 아침에는 분비되는 스트레스 호르몬, '코티졸'은 근육의 분해를 촉진하는 성질이 있어 근육 분해에 가속도를 붙인다. 심한 근력운동을 하게 되면 근손실이 발생할 수 있다. 따라서 아침 운동 시에는 가벼운 유산소 운동을 추천한다.

반면 저녁의 운동은 갑상선을 자극하는 호르몬의 분비와 활발한 신진대사로 근육 성장에 아주 효과적이다. 지방이 많이 함유된 식사를 즐겨하는 분들이나 과체중, 비만, 당뇨인 사람들의 경우 지방대사와 혈당조절을 개선하는 데 유익하다. 이러한 내용들은 과학적으로 증명된 부분이기는 하지만, 효과적인 시간에 운동한다는 것은 결코 호락호락한 일이 아니다. 우선 출근 전에 운동하려면 꿀 같은 단잠을 포기해야 하고, 퇴근 후에 운동하려면 휴식이나 친구들과의 약속 등을 포기해야 하기 때문이다.

가장 효과적인 운동 시간은 자신이 '집중하고 몰입할 수 있는 여유 있는 시간'이다.

위에서 언급한 '효과적인 운동 시간'을 절대적으로 지켜야 하는 건 아니다. 운동선수나 재활목적이 아닌 경우라면 자신의 목표 달성에 큰 영향이나 변화를 주지는 않는다는 것이다. 결국 다이어트의 성패는 '언제 운동했는가?'가 아니라 '운동했는가?'에 달려 있다.

아침 운동이 좋다고 해서 급하게, 대충, 빠르게, 집중하지 못한 채로 운동을 지속하면 오히려 역효과를 볼 수 있다. 하루 중 가장 여유 있는 시간을 떠올려 보고, 그 시간을 활용해 가장 '효과적인 운동'을 하자.

이럴 땐 어떻게 해야 하'쥐'?

근육 경련은 흔히 말하는 '쥐'다. 쥐가 나는 이유는 크게 3가지로 나누어 볼 수 있다.

첫째, 운동으로 인한 외상이다. 가령 축구를 하다가 심한 태클로 인해 외상을 입었는데, 이때 골절과 같은 외상을 방어하기 위해 쥐가 날 수 있다.

둘째, 과도한 근육의 수축이다. 근육을 과도하게 사용해서 근육의 피로도가 순간적으로 올라가게 되면 쥐가 난다. 아침에 기지개를 켤 때, 높은 곳에 있는 물건을 꺼내려고 까치발을 들 때 종종 이런 경험을 하게 된다.

셋째, 부족한 수분과 전해질이다. 수분이 부족한 상태에서 신체활동을 하거나 과도한 운동으로 수분과 전해질이 부족해졌을 때 이런 현상이 나타난다. 운동 경기 시 연장전에 돌입했을 때 쥐가 나는 경우가 종종 있다. 연장전까지 뛰면서 누적된 근육의 피로도 있겠지만, 수분고갈과 전해질의 부족이 선수들의 근육에 경련을 일으키는 것이다.

"그렇다면 운동 중 쥐가 안 나게 하려면 어떻게 해야 할까?"

과도한 근수축의 예방을 위해서는 스트레칭이 필수다. 자동차도 안전한 주행을 위해 예열과정이 필요한 것처럼 우리 몸도 올바른 사용에 앞서 예열이 필요한 것이다. 그 예열이 바로 '스트레칭'이다. 스트레칭을 통해 부상을 방지하고, 근육을 올바르게 사용함과 동시에 운동 능력 또한 향상시킬 수 있다.

실례로, 나는 '폼롤러'라는 도구가 널리 쓰이기 이전부터 회원들에게 폼롤러 스트레칭을 권장해 왔다. 이 과정을 귀찮아하는 회원들도 있었지만, 폼롤러 스트레칭에 대한 설명과 스트레칭의 중요성을 일깨워준 이후부터는 운동 전에 하는 필수 과정이 되었다. 스트레칭은 체중감량에 있어 운동만큼이나 중요한 요소이기 때문에 우습게 봐서는 결코 안 된다.

또 하나의 예방법으로는 수분 보충이 있다. 평소에 수분 섭취가 부족한 사람이라면 충분한 스트레칭을 해도 근육 경련이 일어날 수 있다. 근육의 수축 과정에서 수분은 필수다. '물은 생명이다'라는 말이 괜히 만들어진 게 아니다. 이 두 가지만 기억하고 실천해도 근육 경련을 어느 정도 예방할 수 있다.

우두둑 뚝, 무릎아 미안해

운동하다 보면 관절 주변에서 삐걱대는 소리에 신경이 쓰일 때가 있다. 보통 어깨, 고관절, 무릎 등에서 소리가 많이 나는데 이와 같은 현상을 '탄발음'이라고 한다. 관절이 움직일 때 힘줄이나 인대의 조직이 유기적으로 움직이는데, 이때 연골과 연골끼리 마찰이 발생해 이와 같은 소리가 나는 것이다.

주로 비뚤어진 자세 등으로 인한 근육 수축과 낮아진 유연성을 원인으로 꼽을 수 있는데, 일시적으로 '우두둑, 뚝' 하는 소리가 났어도 통증이 없다면 정상적인 반응으로 볼 수 있다.

탄발음을 일상에서 예방하고 관리하는 방법으로는 역시 근육의 유연성을 높여주는 가벼운 스트레칭이 있겠다. 특히 반복적인 동작을 취할 때 '뚝' 소리가 난다면 갑작스러운 움직임으로 근육이나 힘줄이 놀라 경직되면서 나는 소리일 수 있다. 이 같은 소리가 나지 않도록 하려면 관절과 관절 주변의 근육을 풀어주는 스트레칭이 도움이 된다. 준비 없는 급격한 운동이나 오랫동안 쪼그려 앉는 자세, 무릎을 대고 기어 다니는 행동, 양반다리 등의 행동은 피해야 한다.

만약 그 소리가 통증을 동반한다면 반드시 병원에 가서 치료를 받아야 한다. 가볍고 부드러운 스트레칭을 했음에도 탄발음이 없어지지 않고 통증마저 느껴진다면 병증으로 인한 것이기에 적절한 치료가 필요하다. 이 경우 염증이 발생했을 가능성이 있기에 휴식과 약물의 도움을 받는 것이 중요하며 몸에 구조적인 문제가 있지는 않은지 검사를 받아 보는 것이 좋다. 통증은 참아서는 안 되며, 차일피일 미루다 작은 병을 크게 키우는 일이 없도록 해야 한다.

그날의 운동

운동하는 여성이라면 무릇 월경 기간에 운동해도 되는지 고민하게 된다. 사람에 따라 증상의 차이가 있는데 생리통을 심하게 겪는 사람은 월경하기 7일~10일 전부터 우울, 피로 등의 정서적 문제와 부종, 설사, 메스꺼움, 복부 팽만감, 관절통 등의 신체적 문제가 나타나는 이른바 '월경전증후군'(PMS)과 직면하게 된다.

이처럼 생리통이 심한 편이라면 운동에 제약이 생길 수밖에 없다. 월경 기간에는 운동을 건너뛰기 쉬운데, 운동 시 분비되는 엔도르핀은 PMS의 주요 증상을 완화하는 데 도움이 된다. 특히 이 기간에 피로감과 감정의 변화가 심한 편이라면, 규칙적인 유산소 운동이 많은 도움이 된다.

그렇다면 이때 권장할 수 있는 운동에는 어떤 것이 있을까?

월경 시작 후 하루나 이틀은 출혈량이 많아 활동하기 불편한 시기이므로 이때는 가벼운 걷기나 저강도 유산소 운동 위주로 구성하는 것이 좋다. 또한 요가나 필라테스처럼 신체 이완에 효과적인 운동은 경련이나 유방 압통, 근육통 완화에도 도움이 된다. 이 밖에도 평소 하던 운동이 있다면 시간과 강도를 줄여 무리가 되지 않는 선에서 하면 된다.

이와는 반대로 월경 기간에 피해야 할 운동도 있다. 바로 '과도한' 운동이다. 월경 기간에 '힘듦' 이상의 강도로 60분가량 운동을 지속하면 염증 발생의 위험도가 커진다. 또한 이 시기에 분비되는 릴렉신이라는 호르몬은 관절과 인대 사이를 느슨하게 만들어 허리와 관절에 통증을 유발한다. 관절이 약해진 상태에서 고강도 웨이트 트레이닝이나 무릎, 고관절, 허리 관절에 하중을 주는 운동을 하면 부상의 위험이 커지므로 반드시 피해야 한다.

또한 물구나무서기를 하거나 머리를 바닥으로 향하는 요가 자세도 삼가야 한다. 생리혈이 역류해 자궁내막증을 유발할 수 있으며, 자궁이 거꾸로 되면 정맥이 눌려 혈액량이 증가하므로 주의해야 한다.

우리는 이러한 내용들을 참고해서 '위기'를 '기회'로 만들어야 한다. 월경 기간을 제외하곤 관리를 할 수 있는 날이 그리 많지 않기 때문이다. 이 기간에는 몸이 붓거나 체중이 일시적으로 반등하기도 하고, 식욕이 증가하기도 한다. 이러한 현상들은 자연스러운 호르몬 반응이기 때문에 자신을 억지로 채찍질할 필요가 없다. 우리의 목표는 '오늘보다 나은 내일'을 만드는 것이다. 오늘 하루 최선을 다했다면 그것으로 충분하다.

쇠질은 아무나 하나

다이어트를 결심하고 헬스장에 가면 한 가지 고민이 생긴다. 그것은 바로 '웨이트 머신'과 '러닝 머신', 이 둘의 운동 순서다. 일반적으로는 글리코겐(탄수화물)을 고갈시키는 무산소 운동을 먼저하고, 지방을 효과적으로 태우는 유산소 운동을 해야 더 많은 지방을 태울 수 있다고 알려져 있다. 그렇다면 어떤 운동이 무산소, 유산소 운동일까?

이를 설명하기에 앞서 100% 완전한 무산소, 유산소 운동은 존재하지 않는다는 것을 먼저 말하고 싶다. 모든 운동은 글리코겐(탄수화물)과 지방을 함께 사용한다. 다만, 그 비율이 다를 뿐이다. 무산소 운동은 산소를 활용하지 않고 에너지를 공급하는 운동을 뜻한다. 순간적으로 강한 힘을 내야 하는 것인데, 대표적인 무산소 운동으로 역도와 100m 달리기가 있다. 두 가지 모두 순간의 힘을 폭발적으로 사용하면서 '무산소성'으로 운동하는 것이다.

이와는 반대로 유산소 운동은 산소를 통해 지속적인 힘을 내는 운동을 말한다. 마라톤과 사이클 등을 대표적 예로 꼽을 수 있다. 지속적인 힘을 통해 '유산소성'으로 운동하는 것이다. 앞서 설명했듯이 효과적인 감량과 요요현상의 예방을 위해서는 무산소 운동과 유산소 운동의 적절한 균형이 중요하다.

초보자들은 대부분 유산소 운동보다는 무산소 운동을 어려워한다. 무산소 비중이 높은 근력운동은 높은 저항(무게)으로 운동을 하기 때문이다. 그렇다면 초보자나 체중감량이 필요한 다이어터는 무산소 운동을 할 수 없는 것일까? 할 수 있다. 아니, 반드시 해야만 한다.

밖에 나가기 위해서는 옷을 입는 과정이 필요하다. 옷을 입지 않고 발가벗은 상태로는 밖에 나갈 수 없다. 무산소 운동도 마찬가지다. 글리코겐을 잘 연소시켜 효과적인 감량을 이끌어내고, 근성장을 도우며, 요요현상을 예방하려면 '옷을 입는 과정'인 무산소 운동이 필수라는 것이다.

물론, 처음부터 높은 강도에 도전할 수는 없다. 몸의 저항을 이용해 기초적인 근력운동을 하고 근력이 어느 정도 향상되었을 때 비로소 운동선수나 보디빌더처럼 시작할 수 있는 것이다. 사람마다 차이는 있겠지만, 초보자라면 1개월~2개월은 맨몸을 사용해 근력을 먼저 향상시는 것이 가장 자연스럽고 안전한 무산소성 운동의 접근법이라 볼 수 있다.

내가 운영하는 온라인 클래스의 3개월 과정 역시 맨몸을 이용한 근력운동과 유산소 운동이 결합한 형태로 구성되어 있다. 이 과정이 잘 만들어지고 나면 비로소 도구를 이용한 클래스로 넘어갈 수 있는 것이다. 1단계에서 '황새와 뱁새' 얘기를 했는데, 우리가 다이어트에 실패했던 이유는 다른 데 있는 게 아니다. 수준에 맞지 않는 방법을 적용하다가 결국 지속하지 못했기 때문이다. 운동도 마찬가지다. 순서에 맞게, 그리고 나의 수준에 맞게 진행해야 부상을 예방하고 계획이 올바르게 실천된다. 처음부터 무리한 무게로 근력운동을 하는 것은 삼가야 하고(할 수도 없다), 무산소 운동의 제대로 된 효과를 위해서는 점진적으로 강도를 올려 자신의 한계를 넘어서려고 노력해야 한다.

스쾃으로 예를 들어보자.

하체운동 1일 차, 스쾃 20개씩 5세트 (총 100개)
하체운동 2일 차, 스쾃 첫 세트 40개, 두 번째 세트 30개, 세 번째 세트 30개 (총 100개)
하체운동 3일 차, 스쾃 50개씩 2세트 (총 100개)
하체운동 4일 차, 스쾃 첫 세트 60개, 두 번째 세트 40개 (총 100개)

하체운동 5일 차, 스쾃 첫 세트 70개, 두 번째 세트 30개 (총 100개)

하체운동 6일 차, 스쾃 첫 세트 80개, 두 번째 세트 20개 (총 100개)

하체운동 7일 차, 스쾃 100개 1세트

하체운동 8일 차, 스쾃 100개 1세트 후 스쾃 버티기 30초

하체운동 9일 차, 스쾃 100개 1세트 후 스쾃 버티기 1분

하체운동 10일 차, 스쾃 버티기 2분

1일 차부터 7일 차까지는 똑같이 스쾃 100번을 하지만 개수에 따라 운동 강도가 달라진다. 8일 차부터 순간의 힘을 폭발적으로 사용하는 무산소성 운동을 추가하게 된다. 스쾃 버티기 동작을 통해 강도를 늘리게 되었고, 10일 차가 되는 날 드디어 2분을 버틸 수 있는 근력을 만들게 되었다. 이렇게 점진적으로 강도를 올려 무산소성 운동에 접근했을 때 비로소 제대로 된 무산소 운동의 효과를 볼 수 있게 되는 것이다.

지나친 헝그리 정신은 해로워

공복 상태에서 운동하면 더 빨리, 그리고 더 많은 지방을 태울 수 있다고 알려져 있다. '고전적인 연구'에 의하면 맞는 얘기긴 하지만, 하루에 태울 수 있는 지방의 총량에는 사실 큰 영향을 미치지 못한다. 공복 운동을 굳이 하지 않아도 된다는 얘기다. 더욱이 공복 운동 후 평소보다 더 많은 양의 음식을 섭취한다면, 공복 운동으로 아무리 많은 지방을 태웠다 하더라도 '말짱 꽝'이 되고 만다.

또한 아침에 많이 분비되는 스트레스 호르몬 '코티졸'은 근육 분해를 촉진하는 효과가 있어, 공복 상태에서 고강도 근력운동을 하게 되면 근손실이 생기고 요요현상이 촉진되는 결과를 초래하기도 한다. 만약 어쩔 수 없이 공복 운

동을 해야 하는 상황이라면, 이를 어느 정도 활용할 수는 있다.

❖ 내가 생각하는 공복 운동 대상자의 조건

1. 바쁜 출근 시간을 쪼개 공복 상태로 운동을 해야만 하는 사람
2. 비만 때문에 저강도의 트레이닝만 가능한 사람
3. 당뇨병에 해당 사항이 없는 사람
4. 고령자가 아닌 사람

이 네 가지 조건이 모두 충족된다면 공복 운동을 해도 좋다. 그렇지 않은 사람은 소화가 잘되는 바나나, 요거트, 계란 등을 활용해 가볍게 식사한 후 운동하기를 권한다. 공복인 상태보다 섭취를 통해 에너지가 우리 몸에 저장이 되어 있을 때 운동의 효과와 효율을 더 높일 수 있고, 같은 운동을 하더라도 운동의 질이 달라질 수 있다.

하루 두 번 운동하면 몸도 두 배 좋아지나요?

체중감량을 하는 데 있어 운동은 빠질 수 없는 요소다. 그렇기에 운동량(하루 2회)으로 승부를 보려는 회원들도 심심치 않게 만나볼 수 있다. 문제는 그들의 감량 성공률이 그리 높지 않다는 것이었고, 나는 그 해답을 찾으려 무수한 노력을 했다.

이들은 트레이닝 방법 중 하나인 '이중 분할 훈련'을 하려 했다. 이는 생각보다 여러 가지 원칙들이 뒷받침돼야 효과를 볼 수 있는 훈련법인데, 하나같이 원칙을 생략하고 무시한 채 '하루 두 번 운동하면 효과도 두 배겠지'라는 마음가짐으로 밀어붙였던 것이다. 그들이 생략한 원칙은 이렇다.

❖ 이중 분할 운동의 원칙 (Double split training)

- 근력운동을 3개월 이상 꾸준히 시행한 자
- 첫 번째 운동 후 최소 6시간 이상 휴식한 자
- 힘든 가운데서도 고도의 집중력을 발휘할 수 있는 자

한 번의 운동으로 쓸 수 있는 최대 에너지가 100이라고 가정하자. 이중 분할 훈련의 목적은 첫 번째 운동에서 최대 에너지 100을 사용하고 충분히 휴식한 후, 두 번째 운동에서 최소 30 이상의 에너지를 사용해 하루 최소 130 이상의 에너지를 쓰는 데 의미가 있다(휴식이 잘 이루어지고 컨디션이 좋다면 200에 가까운 능력까지 발휘할 수 있음).

그러나 운동량으로 승부를 보려 했던 회원들은 첫 번째 운동에서 50, 두 번째 운동에서 30 정도의 에너지를 쓰는 것이 고작이었다. 하루에 운동을 두 번 해야 한다는 심리적 부담감 때문에 의식적으로 에너지를 분배한 것이다. 물론, 운동 초반에는 열의가 하늘을 찌르고 의지가 높은 상태라는 것을 잘 안다. 그러나 그 의지 때문에 운동은 두 번 하고, 효과는 운동을 한 번 한 것만도 못한 상황이 벌어져서는 안 될 일이다.

출근 전에 운동하고, 퇴근 후에 운동하는 직장인도 있었다. 그런데 여기서 잘 생각해보자. 운동하고 출근을 하면 제대로 된 휴식을 취할 수 있을까? 종일 업무에 시달리고 와서 다시 운동하려면 운동에 집중할 수 있을까? 이보다 비효율적인 운동법은 없을 것이다. 우리의 일상은 이중 분할 운동에 적합하지 않은 모든 조건을 갖추고 있다고 봐도 무방하다.

내 온라인 클래스에는 육아맘인 분들이 많다. 육아맘인 분들께는 오히려

시간 날 때 운동을 하고 중간에 사정이 생겨 운동을 중단하게 될 경우, 이후에 나머지 운동을 진행하라고 말한다. 이분들은 어쩔 수 없이 '효과가 적은 형태의 이중 분할 훈련'을 하게 되는 것이다. 그러나 놀랍게도 운동 효과는 엄청나다. 운동의 경험도 적고, 첫 번째 운동 이후 제대로 된 휴식도 갖지 못하고, 육아 때문에 집중력을 발휘하기 힘든 상황인데도 말이다. 이유는 간단하다. 출산 전으로 돌아가고 싶은 열망이 '확실한 동기부여'를 만들어줘서 매일 80 정도의 성과라도, 그것을 꾸준히 지속시켰기 때문이다.

메타인지와 실천의 컬래버레이션이 만들어낸 멋진 작품이라고 볼 수 있겠다. 이처럼 50의 효과도 기대하기 어려운 상황에서는 하루 두 번의 운동을 통해 80이라는 효과를 만들어낼 수 있다. 선택과 집중은 결국 여러분의 몫이다.

마의 1주일

운동은 시작 후 1주일이 가장 힘들다. 이 시기를 얼마큼 지혜롭게 극복하느냐에 따라 다이어트의 성공 여부가 판가름 난다. 먹고 싶은 음식을 절제하고 하기 싫은 운동을 하는데, 여기에 심한 근육통까지 동반된다면 포기의 유혹을 뿌리치기가 매우 힘들 것이다. 근육통을 경험해 본 사람은 알 것이다. 근육통이 있는 상태에서는 움직이기도 싫고, 작은 동작에도 곡소리가 절로 나온다. 이로 인해 스트레스 지수가 높아지게 되며 정신적으로 감당하기 힘든, '체중증가'라는 현실과도 마주하게 된다.

감량을 위해 식단 조절을 하고 운동까지 했는데 체중은 감량되지 않고, 오히려 증가한 모습을 보면서 설명할 수 없는 좌절감과 모욕감을 경험하게 된다. 물론 모두가 그렇지는 않고, BMI가 정상범위(18.5~23)에 가까울수록 근육통을 겪는 초반에 체중이 일시적으로 증가할 가능성이 크다(BMI가 높은 사람은 초반에 적은 노력으로도 감량이 쉽게 이루어진다). 이 밖에도 개별적인 특성 (초기 정체형, 생리 기간, 소화 흡수 장애 등)에 따라 체중이 증가할 수 있으니 기억해두자.

이처럼 생각보다 많은 사람이 다이어트 극초기 단계(1주~2주)에 체중이 줄지 않고 오히려 증가하는 불편한 현상을 겪곤 한다. 건강한 식단으로 먹는 양을 줄이고, 거기다 운동까지 해서 칼로리를 많이 소모했는데, 체중계의 숫자가 더 높아진다는 사실은 상식적으로 이해가 되지 않고, 그에 따른 스트레스도 이 만저만이 아닐 수 없다. 그렇다면 도대체 체중이 증가하는 이유가 뭘까?

❶ 염증 등으로 인한 부종

근력운동을 처음 하거나 오랜만에 하게 되면, 다음 날 걷거나 수저를 들어 올리기 힘들 정도로 극심한 근육통을 겪게 되는 경우가 있다. 이것은 '운동'이 라는 활동이 근육섬유에 미세한 파열과 염증, 피로물질의 축적 등 여러 가지 변화를 유발하기 때문이다. 사물에 부딪힌 신체 부위가 퉁퉁 붓게 되는 면역반 응을 다들 겪어보았을 것이다. 이때 우리의 몸은 회복을 위해 체액을 손상 부 위로 집중시키며 이때 대부분 체중의 증가를 경험하게 된다. 근육통은 운동이 익숙해질수록 점차 줄어들게 되며 2주 정도가 지나면 체중이 원활하게 줄어드 는 모습을 확인할 수 있다.

❷ 혈류량 증가

안 하던 근육운동을 하거나 달리기 같은 운동을 갑자기 하고 나면, 심한 구토감이 드는 경험을 한 번쯤 해보았을 것이다. 이는 우리의 몸 안에 흐르고 있는 혈류를 비롯한 여러 자원이 유동적으로 움직이며 나타나는 현상이다. 운 동할 때는 근육에 많은 양의 혈류가 집중되고, 상대적으로 소화기관에 필요한 혈류가 부족해지는데 이때 구토감이 찾아온다. 다행히 인체는 이러한 활동이 반복될수록 변화에 적응해 나가며, 그 과정에서 혈액량이 증가해 체중이 일시적으로 증가할 수 있다. 체지방 자체가 늘어난 것은 아니므로 크게 신경 쓰지 않아도 된다.

❸ 글리코겐 보유량 증가

운동을 지속하다 보면 체내 에너지원으로 사용 가능한 당분 기반의 연료인 '글리코겐' 저장량이 점차 늘어나게 된다. 이 글리코겐의 저장량은 일반 성인을 기준으로 300g~600g 정도이며, 글리코겐만 저장되는 것이 아니라 3배에 달하는 수분이 함께 합성된다. 이때 체중이 증가하는데 이 역시 운동으로 인해 발생하게 되는 자연스러운 현상이므로 크게 걱정할 필요가 없다.

❹ 근육증가

근육의 성장은 단기간에 이루어지지 않기에 근육량에 의한 체중증가는 운동 초기에는 해당한다고 보기 어렵다. 하지만 어느 정도의 시간이 흘렀음에도 체중의 변화가 없다면 체지방이 감소한 만큼 '제지방'이 증가했을 가능성이 크다. 이는 매우 긍정적인 결과다. 이때는 체중보다 예전의 내 모습과 지금의 내 모습을 비교할 수 있는 사진, 옷, 체성분의 변화를 유심히 볼 것을 권장한다.

즉, 식이조절을 하고 운동을 열심히 했음에도 초기에 발생하는 체중의 증가는 대부분 체액의 증가나 수분 보유량의 증가로 나타난다고 볼 수 있다. 운동이라는 '스트레스'를 해결하기 위한 신체의 긍정적인 반응인 셈이다. 이러한 현상이 2주 정도 지속되면 많은 것들이 정상 궤도로 들어온다. 그러니 우리는 이러한 현상을 받아들일 준비만 하고 있으면 된다.

인바디의 배신

헬스장이나 병원에서 체성분 검사, 인바디를 해본 적 있는가? 인바디는 원래 체성분 검사기를 만드는 기업의 이름이었다. 시장 점유율 1위를 차지하고 유명해지면서 거의 고유명사가 되어버린 것이다. 우리가 즉석 밥을 햇반으로 부르는 것과 같다고 보면 된다.

누군가 내게 인바디의 결과를 신뢰할 수 있느냐 묻는다면, 나는 그렇지 않다고 답할 것이다. 인바디는 아주 미약한 전류를 흘려 감지되는 전기저항 값으로 신체의 체수분을 측정, 근육량과 체지방량을 측정하는 방식이다. 그렇기에 인바디 검사 전 체수분을 늘리거나 체수분 분포를 인위적으로 바꾸는 행동을 했다면 정상적인 결과를 얻어내기 어렵다. 따라서 인바디를 통해 신체의 변화를 비교할 계획이라면, 검사조건을 최대한 일정하게 맞추는 것이 좋다. 조금 더 정확히는, 체수분량에 영향을 미치는 행동을 하지 않는 것이 좋다. 조건은 아래와 같다.

❶ 10분 이상 서 있다가 실시한다.
❷ 운동 전에 측정한다.
❸ 샤워하기 전에 측정한다.
❹ 상온에서 측정한다.
❺ 공복 상태로 측정한다.
❻ 화장실을 다녀온 후 측정한다.
❼ 월경주기를 피한다.
❽ 기상 직후 측정하는 것을 피한다.
❾ 매회 같거나 비슷한 시간에 측정한다(오전 공복일 때가 가장 좋음).

위 조건을 다 맞추기가 쉽지 않을 것이다. 이러한 조건과 기준 때문에 검사 결과의 오차 범위가 발생할 수밖에 없다. 그렇기에 인바디는 디테일보다는 경향성 위주로 보는 것이 올바른 이용법이라고 볼 수 있다. 조건을 다 충족시키기 어렵고, 조건을 충족시켰다 하더라도 정확한 데이터를 분석하려면 여러 차례의 측정을 통해서 데이터를 수집해야 한다. 그렇게 수집한 자료를 토대로 오차범위가 큰 데이터는 삭제하고 비슷한 데이터는 비교 분석한다.

즉, 한 번의 측정 데이터는 실제 데이터가 아닐 가능성이 크다는 걸 전제로 분석해야 한다. 인바디에서 100% 신뢰할 수 있는 데이터는 체중, BMI가 전부다. 나머지는 여러 변수를 통해 얼마든 달라질 수 있기에 대략적인 경향만 파악하는 것이 좋다.

헬스장이나 병원에 있는 제품은 가정용으로 판매되는 제품보다 성능이 우수하고 가격도 훨씬 비싸다. 여기서 사용하는 제품도 심각한 오류를 범하는데, 하물며 그것이 가정용이라면 더 말할 것도 없을 것이다. 이러한 문제점을 해결할 수 있는 가장 좋은 방법은 이른바 '눈바디'와의 병행이다. 프로 보디빌더들이 체지방 측정을 할 때 인바디가 아니라 스킨폴드 캘리퍼 같은 원시적인(?) 도구로 측정하는 데는 다 그만한 이유가 있다.

스킨폴드 캘리퍼

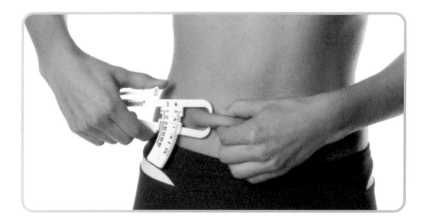

　인바디는 대략적인 기준과 흐름을 짚어내는 정도로만 사용하자. 1개월~2개월에 한 번씩 측정 후 우상향, 우하향, 유지 등을 파악하면서 '줄고 있네, 늘고 있네, 유지 중이네' 정도로만 해석하자는 것이다. 다이어트 중인 사람이라면 체중, 체지방률, 복부비만율, 체지방량 등이 우하향의 그래프를 만드는 것이 이상적일 것이고 근육량, 골격근량, 무기질량, 제지방 등은 우상향의 그래프를 보이는 것이 이상적일 것이다. 이런 식으로 데이터의 흐름만 파악하는 정도로 인바디를 활용하면 스트레스 없이 좋은 결과를 얻을 수 있을 것이다.

4
단계

습관

우리는 벤자민 버튼이 아니다

나이가 들면서 찌는 살을 나잇살이라고 하는데, 나잇살은 대체 왜 찌는 것일까?

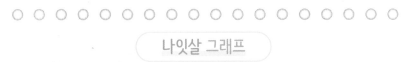

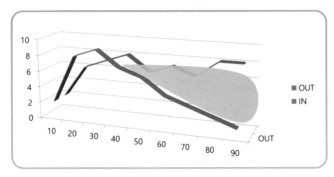

위 그래프의 노란 부분은 나잇살, 파란 선은 소비량, 빨간 선은 섭취량을 의미한다. 성장하는 과정에서 섭취량과 활동량이 함께 상승곡선을 그리다, 나이가 늘어남에 따라 섭취량은 유지되는데 활동량이 떨어지게 되면서 나잇살이 생기게 되는 것이다. 40대~50대를 기점으로 두 그래프의 갭이 생기고, 그 갭은 점점 커지면서 노화와 퇴행을 가속화시킨다. 이러한 자연의 순리는 어떠한 기술로도 막을 수가 없다. 하지만, 늦추는 건 가능하다. 두 그래프를 비교해 보자.

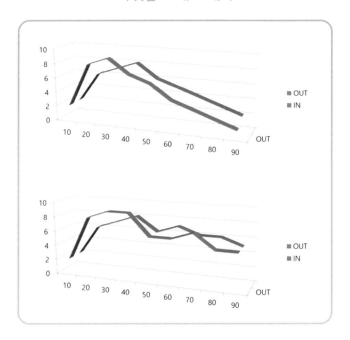

나잇살 그래프 예시

두 그래프 모두 갭이 줄어들어 나잇살이 사라진 모습이다. 역시 둘 다 우하향 곡선을 그리지만 가파른 정도에는 차이가 있음을 알 수 있다. 위쪽 그래프는 섭취량을 줄여 나잇살의 갭을 줄인 것이고, 아래쪽 그래프는 섭취량은 유지하고 활동량을 증가시켜 갭을 줄인 형태다.

두 그래프 중 어느 쪽이 더 건강하게 노화와 퇴행의 진행을 늦출 수 있을까? 이견 없이 아래쪽 그래프일 것이다. 우리가 흔히 이야기는 하는 '실버 트레이닝'은 체력과 근력의 향상보다는 체력과 근력을 최대한 유지하는 데 목적이 있다. 100세 시대라고 하지만 일반적으로 50세~60세 이후에는 호르몬과 활동량의 변화로 근력과 체력이 급격하게 떨어지게 된다. 떨어지는 폭을 최대한 늦추고 유지하는 것이 바로 '실버 트레이닝'의 목적인 것이다.

이처럼 나이가 늘어남에 따라 운동의 중요성 또한 커진다. 나잇살을 줄여주는 데 운동만큼 좋은 건 없다는 뜻이다. 운동은 다이어트뿐만 아니라 건강을 위한 삶의 필수품이다. 지금이 나를 바꿀 수 있는 가장 빠른 시간임을 잊지 말고, 나에게 건강함을 오래오래 선물해 주도록 하자.

10, 20, 그리고 100

우리나라에서 7은 행운을 뜻하는 긍정적인 의미의 숫자고, 4는 '죽을 사' 자와 발음이 같다는 이유로 부정적인 의미로 흔히 인식된다. 운동에서도 '숫자'들은 여러 의미를 갖고 있는데, 가장 많이 사용하는 숫자는 아무래도 '10'과 '20'일 것이다. 운동 시 가장 많이 수행하는 '개수'이기 때문이다. '운동 강도를 올린다는 것'은 보통 세트 수와 중량이 올라가는 것이기 때문에 10개와 20개를 가장 선호한다. 그래서일까? 초보인 회원을 가르칠 때 30개 또는 40개의 '개수'를 말하면 "예? 정말요? 제가 할 수 있을까요?"라고 말하면 겁부터 먹는다(사실 초보자 수준에서는 중량과 세트 수를 올리기보다 개수를 올려 수행의 완성도를 높여주는 것이 좋다).

PT를 받는 사람은 트레이너를 통해 점진적으로 강도를 올리며 몸의 변화를 꾀할 수 있지만 초보가 혼자서 운동한다면 두어 달이 지나도 10개, 20개를 벗어나기 힘들다(양심상 세트 수를 올려 3세트 하던 것을 5세트로 늘리며 "20개씩 5세트, 총 100개나 했어"라며 자찬한다). 세트 수 증가는 칭찬받아 마땅하지만 이는 지극히 미비한 변화이므로 운동에 큰 효과에 큰 도움이 되지는 않는다. 10과 20은 초보자들이 깨트려야 하는 심리적인 숫자다.

"10과 20, 그리고 100"

운동은 아프고, 고통스럽고, 하기 싫은 것이 사실이다. 이러한 운동을 많이 하면 더 아프고, 더 고통스럽고, 더 하기 싫어진다. 하지만 답은 정해져 있다. 더 많이 해야 살이 빠지고, 살이 빠지면 행복해지고, 행복해지면 즐거운 삶을 만날 수 있다. 등산을 싫어하는 사람도 정상에 오르면 '올라오길 잘했다'라는 성취감을 느끼게 되듯이 우리가 하는 운동도 고통을 참아내면 참은 만큼의 성취감을 얻을 수 있다. 그리고 이 성취감이 자신에게 얼마나 큰 '자신감'을 선물해 주는지는 받아 본 사람만 안다.

내가 진행하는 온라인 PT에서는 5일 차 운동 때 스쾃 100번을 한다. 초보자에게 스쾃 100번은 높은 강도일까? 전혀 그렇지 않다. 2초에 하나씩 해도 200초(3분 20초)면 가능하다. 3분은 양치를 하는 정도의 짧은 시간일 뿐이다. '100'이라는 숫자에 압도당해 지레 겁먹을 필요가 없다는 것이다. 막상 해보면 별거 아니라는 걸 알게 될 테고, 그 깨달음이 큰 원동력으로 다시 작용한다. 자기의 능력을 지나치게 과소평가하지 말자.

5
단계

유지

'끝'이 아닌
'끈'

5

고삐 풀린 망아지

다이어트의 성공 기준은 무엇일까? 목표 체중의 달성? 눈바디나 옷의 피팅 감? 가치관에 따라 차이가 있겠지만 결국 다이어트의 '진정한 성공'은 '유지와 관리'에 있다.

다이어트에 관심이 있는 사람이라면 연예인을 대상으로 한 '쥬○○' 다이어트 광고를 본 적 있을 것이다. 포털 사이트에 '쥬○○ 실패 연예인'을 검색하면 해당 내용을 찾아볼 수 있는데, 성패를 판가름 짓는 기준이 바로 이 '유지 및 관리'인 것이다. 감량했지만 유지와 관리가 안 된 연예인은 '다이어트 실패자'라는 낙인이 찍히게 되고, 요요현상으로 인해 감량 전 체중보다 더 많은 체중을 얻게 되는 것이다.

"유지하고 관리하는 방법이 따로 있을까요?"

앞서 설명한 것처럼 '체중감량'을 다이어트의 '성공'이라 여겼다가는 모든 것이 수포로 돌아갈 수 있다. 체중감량이라는 1차 목적을 달성했다면 유지와 관리가 반드시 뒤따라야 한다. 이 3가지만 기억하자.

❶ 증가할 수 있는 체중의 커트라인을 설정하고 그걸 넘지 않도록 한다.
❷ 높은 칼로리의 음식을 섭취했다면 당일 또는 다음 날 반드시 운동한다.
❸ 탄수화물의 양과 질을 끼니마다 신경 쓴다.

하나씩 살펴보자.

❶ 커트라인 체중은 2kg이 초과하지 않도록 설정하는 것이 바람직하다. 또한 딱 떨어지는 체중보다는 소수점을 활용하는 것이 유지하는 데 도움이 된다. 예를 들어 10kg을 감량하고 53kg을 유지하고 있다면 54.9kg이 넘지 않도록 커트라인을 잡는 것이다. 물론 이러한 체크를 할 때도 같은 시간, 같은 조건에서 한다. 의도치 않게 과식했다면, 빠른 기간 안에 커트라인 체중 이하로 돌아오기 위한 노력을 해야 한다. 이때는 금식해도 좋다. '유지 및 관리' 단계에서 하는 단발성 금식은 건강에 큰 영향을 주지 않는다. 우리가 기억해야 할 것은 '빠른 기간 안에 커트라인 체중을 복구하는 것'이다. 이 기간이 길어지면 길어질수록 요요현상과 가까워진다는 것을 명심하자.

❷ 기초 대사량이 낮아지면 요요현상이 생겨나는데, 이 기초 대사량을 높일 수 있는 가장 좋은 방법은 다름 아닌 운동이다. 운동선수들이 먹는 양에 비해 살이 찌지 않는 것도 이 같은 이유 때문이다. '유지 및 관리' 단계에서는 주 5회 운동을 권장하지만, 그게 안 된다면 최소 주 3회 이상은 운동해야 관리에 도움이 된다. 이처럼 빈도를 줄이는 경우 운동 강도와 시간을 추가로 구성해 진행하는 것이 좋다. 칼로리가 높은 음식을 먹었다면 당일 또는 다음 날 반드시 운동해야 한다. 먹은 음식을 영양분 삼아 기초 대사량을 높일 수 있는 절호의 기회이기 때문이다. 이 시기를 놓치게 되면 섭취한 음식이 지방으로 축적될 가능성이 높다. 맛있게 먹었다면, 맛있게 운동하는 건 인지상정이 아닐까?

❸ 체중을 증가시키는 영양소 중 가장 주의해야 할 영양소가 바로 탄수화물이다. 특히 곡류가공품(밀가루, 녹말, 쌀, 보리쌀, 엿기름 등)은 경계 대상 1호다. 그렇다고 아예 먹지 말라는 건 아니다. 빈도와 양을 잘 조절해서 먹어야 급격한 체중증가를 예방할 수 있다는 것이다. 피나는 노력을 통해 어렵게 형성한 다이어트 습관을 고작 탄수화물 하나 때문에 망치면 억울해서 잠도 안 올 것

이다.

'유지 단계'가 쉬운 건 아니지만, 신체적으로나 정신적으로나 '감량단계'만큼 괴롭고 힘들지는 않다. 유지에 실패하는 사람들은 '감량 후 먹는 행복'과 '이제 운동을 안 해도 된다'라는 엉뚱한 해방감에 휩싸여 있다는 것을 기억하고, 애써 잡아맨 고삐를 풀지 마라.

다이어트라는 '호기심'

책의 후반부인 만큼 조금은 어려운 내용을 다뤄 보고자 한다.

BAS(behavioral activation system)라는 것과 BIS(behavioral inhibition system)라는 것이 있다. BAS는 '행동 활성화 체계'를 뜻하고, BIS는 '행동 억제 체계'를 뜻한다. 여기서 우리는 '활성화'와 '억제'라는 단어만 잘 기억하면 된다.

행동 활성화 체계가 높은 사람은 바라는 바를 성취하려는 기대감의 반영으로 희망, 열정과 같은 긍정적인 정서를 비교적 쉽게 경험한다. 이들은 대체로 긍정적인 결과를 생각할 수 있으며 과제 지향적이고 특정 활동에 잘 몰입하는 특징을 지니고 있다.

이와는 반대로 행동 억제 체계가 높은 사람은 자연스러운 일상에서도 부정적인 정서 반응을 보인다. 처벌과 위협으로 늘 불안에 떨고, 과민 반응으로 활동에 무수한 제약이 생긴다. 일상생활에서는 무력감과 의욕 상실을 수시로 경험하고, 자신에 대한 부정적 견해를 지닌다.

보다시피 이 두 가지 유형은 각기 다른 특징을 갖고 있는데, 우리가 다이어트를 할 때 갖춰야 하는 체계가 바로 이 BAS, '행동 활성화 체계'인 것이다. 우리는 모두 다르며, 그렇기에 모든 사람이 '행동 활성화 체계'의 범주 안에 있지는 않다. 만약 행동 활성화 체계가 작동하지 않는다면, 그것의 '작동'을 위해 노력해야 한다.

행동 활성화 체계는 어떤 환경이든 호기심을 갖고 탐색하려는 경향이 강한데, 이러한 경향이 나중에는 긍정적인 효과를 불러일으키게 된다는 것이다. 어릴 때는 시간이 느리게 가는 것처럼 느껴지지만 나이를 먹을수록 시간이 점점 더 빠르게 흘러가는 것처럼 느껴진다. 이유가 뭘까?

늘 똑같은 삶. 즉, '새로운 사건'의 고갈이다. 매일 똑같은 하루를 보낸다면 한 주가 짧게 느껴질 것이고, 새로운 경험과 새로운 생각으로 점철된 하루를 보낸다면 그 주는 아주 긴 한 주처럼 느껴진다는 것이다. 이는 호기심의 유무와도 직결된다. 어릴 땐 그저 모든 것이 신기하고 호기심이 많았으며 탐색하려는 동기 또한 확실했다. 그러나 시간이 지나고 나이를 먹으면서 그 호기심은 줄어들었고, 시간도 빠르게 흘렀다.

그렇다면 다이어트를 하는 우리는 어떤 자세를 취해야 '행동 활성화 체계'를 작동시킬 수 있을까? 다이어트에 대한 '호기심'에 그 답이 있다. 한 아이의 일기를 함께 들여다보자.

5
단계

유지

2023년 6월 14일, 날씨 맑음

학교 앞에는 달고나 가게가 있다. 달고나 가게에는 언제나 아이들이 많이 모여 있다. 나는 아이들 틈에서 달고나를 구경했다. 녹은 설탕 위로 이상한 마법 가루를 뿌리니 달고나가 갑자기 막 부풀어올랐다. 몇 초가 지났을까. 어느새 내 눈앞에는 내가 좋아하는 별 모양이 박힌 동그란 달고나가 놓여있었다. 그 후로 나는 달고나를 먹기 위해 100원, 200원씩 용돈을 모으기 시작했고, 며칠 뒤 꿈에 그리던 달고나를 살 수 있었다. 달고나의 별을 예쁘게 떼어내려 노력했지만 쉽지 않았다. 일곱 번째 시도 만에 드디어 별 모양을 예쁘게 떼어 낼 수 있었고, 공짜로 달고나를 또 먹을 수 있었다. 나는 행복한 사람인 것 같다.

일기를 쓴 아이는 별 모양의 달고나를 떼어내기 위해 '행동 활성화 체계'를 작동시켜 성공을 경험했다. 호기심으로 시작한 계획에 능동적인 자세가 겸해져 성공을 이루게 된 것이다. 다이어트라고 크게 다르지 않다. 모든 행동에는 성공할 수 있는 체계가 존재하고, 그 체계가 바로 '행동 활성화'다. 조금 낯선 단어와 설명으로 포장된 것 같지만 사실 이처럼 단순한 개념과 이론도 없다.

관심을 보이고, 관찰하고, 움직여 다이어트에 최선을 다한 나에게 '달고나'를 선물하자.

어떤 시그널

이 책을 통해 가장 많이 언급한 것은 아마도 '운동, 영양, 휴식'일 것이다. 이걸 풀어서 말하면 '잘 먹고, 잘 쉬고, 잘 움직이는 것'이 된다. 내가 이토록 많이 언급한 이유는 단 하나, 이것보다 중요한 것이 없기 때문이다.

아무리 돈이 많아도 건강하지 않으면 행복한 인생을 살아갈 수 없다. 이 기본적인 것들을 등한시하는 순간, 건강과는 동떨어진 채 남은 삶을 살아가야 한다. 온 세상의 삼라만상에는 규칙이 있고, 이를 거스르면 부작용이 발생한다. 큰 관점에서 보면 지구가 병들고 아픈 것도 사람들이 행한 일들이 이치에 반하는 것(오염과 파괴 등)이었기 때문이다.

우리의 몸도 마찬가지다. 기본적인 규칙을 어긴다면 고장이 나는 건 한순간이다. 인스턴트 음식, 과음, 과식, 스마트폰, 스트레스, 고카페인, 좌식 업무로 인한 활동량의 감소 등… 우리 몸은 너무 허무하게 병들어가고 있다. 가장 소중한 것을 가장 쉽게 잃어버리는 것만큼 끔찍한 일은 없을 것이다.

다행히도 우리의 몸은 우리에게 '건강한 시그널'을 계속 보내고 있다. 우리 스스로 깨닫고 움직일 때까지 말이다. 이제는 움직여야 할 때다. 자신감 넘치고, 행복하고, 즐거운 삶을 위해, 변하지 않으면 안 된다.

건강이 첫째고, 체중감량은 덤이다.
이 책을 읽은 모든 이들이 건강했으면 좋겠다.
그리고 반드시, 그렇게 될 것이다.

다이어트 능력 고사
≪ 내 인생 마지막 다이어트 ≫

성명		점수	

Q1. 다이어트 성공을 위한 방법으로 올바르지 않은 것을 고르시오.

① 사회적 통념으로부터의 자유

② 단순한 개념으로 접근

③ 관심, 능력, 의지를 강화

④ 나만의 다이어트 순서를 확인

Q2. 건강의 3요소로 올바르지 않은 것을 고르시오.

① 운동

② 영양

③ 휴식

④ 수분

Q3. '다이어트에 성공하려는 사람'이 되기 위해 노력해야 할 것을 모두 고르시오.

① 2년간 넘어지고 부서질 준비를 해야 한다

② 고통과 시련을 겸허히 받아들여야 한다

③ 좋다는 것에 속지 말고 합리적인 사고를 길러야 한다

④ 나의 불완전함을 인정해야 한다

Q4. 메타인지의 설명으로 올바른 것을 고르시오.

① 자신이 어떤 일을 하고 싶어 하거나 관심을 갖는 것

② 사물을 체계적으로 분류하고 종합한 것

③ 사물의 이치나 지식 따위를 해명하는 것

④ 자신의 생각에 대해 판단하는 능력

Q5. 활짝 핀 연꽃 모양으로 아이디어를 다양하게 발상해 나가는 데 도움을 주는 사고 기법이다. '연꽃만개법' 또는 'MY 기법'이라 불리는 이것은 무엇인가?

① 연상법

② 멘털 디자인

③ 만다라트

④ 포스트잇 발상법

Q6. 다이어트를 시도하는 사람들 중 성공하는 사람은 몇 %인지 고르시오.

① 5%

② 15%

③ 25%

④ 30%

Q7. 다음 중 체중 측정을 올바르게 설명한 것을 고르시오.

① 아침에 일어나 화장실을 다녀온 후 속옷만 입고 체중을 측정한다

② 저녁 식사 후 30분 뒤 속옷만 입고 체중을 측정한다

③ 운동 후 샤워한 뒤 속옷만 입고 체중을 측정한다

④ 취침 전 속옷만 입고 체중을 측정한다

Q8. 6대 영양소가 아닌 것을 고르시오.

① 물

② 비타민

③ 무기질

④ 식이섬유

Q9. F.I.T.T의 설명으로 바르지 않은 것을 고르시오.

① F는 Frequency(빈도)를 뜻하며 주 당 운동하는 일수를 의미한다

② I는 Interest(흥미)를 뜻하며 운동에 흥미를 갖기 위한 노력을 의미한다

③ 첫 번째 T는 Time(시간)을 뜻하며 운동하는 총시간을 의미한다

④ 두 번째 T는 Type(형태)을 뜻하며 운동 종류와 형태를 의미한다

Q10. 뱃살을 빼기 위한 운동으로 가장 효과적인 운동을 고르시오.

① 복근운동

② 가슴운동

③ 하체운동

④ 코어운동

Q11. 근육 경련(쥐)이 일어나는 원인이 아닌 것을 고르시오.

① 과도한 근수축

② 외상을 방어하기 위한 기전으로 근수축

③ 전해질과 수분 부족

④ 수면 부족

Q12. 부상 예방을 위한 방법으로 올바르지 않은 것을 고르시오.

① 평소 스트레칭을 잘 해준다

② 평소 불편한 부위가 있다면 운동 전 병원에 가서 상태를 확인한다

③ 운동 전 동적인 스트레칭이나 웜업을 통해 몸에 열을 가볍게 내준다

④ 유연성이 좋아지도록 식초를 물에 희석해서 섭취하는 습관을 갖는다

Q13. 운동에 대한 설명으로 올바르지 않은 것을 고르시오.

① 유산소 운동은 길게 하는 것이 좋음으로 TV를 보며 저강도로 러닝머신을 1시간가량 수행한다.

② 운동은 시간 날 때 하는 것보다 시간을 내서 하려고 노력해야 한다

③ 근력운동은 점진적으로 강도를 증가시켜야 한다

④ 운동은 몸을 안전한 범위 안에서 손상시키는 행위이다

Q14. 다음 중 다이어트 음식으로 올바르지 않은 것을 고르시오.

① 소고기 우둔살 150g

② 아보카도 1개

③ 월남쌈 3개

④ 소고기 살치살 150g

Q15. 다음 중 다이어트 방법으로 올바르지 않은 것을 고르시오.

① 영양제, 오메가3는 굳이 섭취하지 않아도 된다

② 체중감량을 위해 땀복이나 사우나는 이용하지 않는다

③ 저녁에는 과일 섭취를 최대한 멀리한다

④ 디톡스는 되도록 몸의 독소 제거 목적으로 사용한다

Q16. 다음 중 다이어트 방법으로 올바른 것을 고르시오.

① 공복감이 심할 때 과일을 섭취하면 낮은 칼로리로 공복감을 쉽게 해결 수 있다

② 하루 두 번 운동하는 것보다 한 번을 집중해서 하는 것이 더 효과적이다

③ 불면증이 있을 땐 수면 전 중강도 이상의 운동을 통해 수면을 유도한다

④ G.I 수치가 높은 음식을 섭취해야 다이어트에 도움이 된다

Q17. 수분 섭취 방법으로 올바른 것을 고르시오.

① 물만 먹어도 살이 찌는 사람은 수분 섭취를 가급적 피한다

② 당분이 들어가지 않은 탄산수는 섭취 가능하다

③ 물 대신 커피로 수분을 섭취한다

④ 생각날 때 물을 많이 마셔두는 것이 좋다

Q18. 탄수화물에 대한 설명으로 올바른 것을 고르시오.

① 단순당은 소화 흡수가 빨라 다이어트에 효과적이다

② 다당류 식품은 우리 몸에 흡수되는 시간이 빨라 에너지 사용에 용이하다

③ 과일을 먹을 땐 과일 자체보다 과즙음료로 만들어 먹는 것이 체중감량에 효과적이다

④ 저작작용을 통해 섭취하는 탄수화물이 과일보다 체중감량에 효과적이다

Q19. 단백질에 대한 설명으로 올바르지 않은 것을 고르시오.

① 달걀노른자는 콜레스테롤 수치가 높지만 좋은 성분이 많이 들어가 있어 흰자와 함께 2개~3개 정도 섭취하면 다이어트에 도움이 된다

② 단백질을 섭취할 땐 되도록 다른 영양소를 함께 섭취하지 않는 것이 단백질 흡수에 도움이 된다

③ 동물성 단백질과 식물성 단백질을 골고루 섭취하는 것이 좋다

④ 단백질을 구성하는 기본 성분을 아미노산이라 부른다

Q20. 다이어트 성공을 의미하는 것을 고르시오.

　① 목표 체중을 달성했을 때

　② 다이어트 실패 후 다시 도전했을 때

　③ 체중이 아닌 눈바디나 옷의 피팅감이 좋아졌을 때

　④ 감량 후 유지 및 관리를 했을 때

이곳에서 정답을 확인하세요!

내 인생 마지막 다이어트

초판 1쇄 인쇄 2023년 6월 20일
초판 1쇄 발행 2023년 6월 27일

지은이 | 김재환
펴낸이 | 권기대
펴낸곳 | ㈜베가북스

총괄 | 배혜진
편집 | 박시현, 허양기
디자인 | 유솔비
마케팅 | 이유섭, 김상현
경영지원 | 손자영

주소 | (07261) 서울특별시 영등포구 양산로17길 12, 후민타워 6-7층
대표전화 | 02)322-7241 **팩스** | 02)322-7242
출판등록 | 2021년 6월 18일 제2021-000108호
홈페이지 | www.vegabooks.co.kr **이메일** | info@vegabooks.co.kr
ISBN 979-11-92488-36-3 (13510)